W0260952

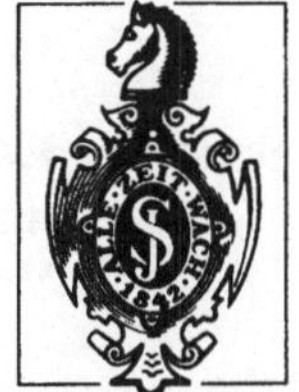

Monographien aus dem
Gesamtgebiete der Psychiatrie

72

Herausgegeben von
H. Hippius, München · W. Janzarik, Heidelberg
C. Müller, Onnens (VD)

Wolfgang Maier • Michael Philipp

Reliabilität und Validität der Subtypisierung und Schweregradmessung depressiver Syndrome

Mit einem Geleitwort von P. Pichot

Springer-Verlag
Berlin Heidelberg New York
London Paris Tokyo
Hong Kong Barcelona
Budapest

Priv.-Doz. Dr. Wolfgang Maier

Professor Dr. Michael Philipp

Psychiatrische Klinik und Poliklinik
der Johannes Gutenberg-Universität
Untere Zahlbacher Straße 8
55131 Mainz

ISBN-13:978-3-642-84652-6   e-ISBN-13:978-3-642-84651-9
DOI: 10.1007/978-3-642-84651-9

Geleitwort

Zweifellos gibt es keine psychische Störung, deren Geschichte ebenso lang und komplex ist wie diejenige der Depression, und welche zugleich Gegenstand zahlreicher Versuche war, sich mit ihrer Charakterisierung, ihrer Abgrenzung und ihrer Verschiedenheit auseinanderzusetzen. Depressive Syndrome sind einerseits extrem häufig und darüber hinaus sind sie heute therapeutisch beeinflußbar; dies gibt zu der Hoffnung Anlaß, daß durch die Anstrengung der Forschenden valide Ergebnisse erreicht werden können. Unzählbar waren die Versuche, diese Domäne der Psychiatrie näher zu erleuchten.

Jede Generation sieht neue Konzepte erscheinen, die aufeinanderfolgen oder miteinander konkurrieren. Boissier de Sauvages beschrieb im Jahre 1768 in seiner "Nosologia Methodica" 14 Arten der Melancholie, welche er mit malerischen Worten wie "vulgaris", "amatoria", "anglica" oder "enthusiastica" kennzeichnete. Esquirol hat im Jahre 1828 die Lypemanie - die wir nach unserem heutigen Verständnis als Depression bezeichnen - von der Melancholie des Altertums abgegrenzt. Jean Pierre Falret beschrieb 1851 die "folie circulaire", die heute als bipolare Erkrankung bekannt ist; Kraepelin schlug das integrative Konzept des "manisch-depressiven Irreseins" und die Dichotomie der endogenen und der psychogenen Depression vor; neuerdings wurden Begriffe wie die der "major depression" oder der primären Depression durch die amerikanische Psychiatrie eingeführt. In der aktuellen 10. Ausgabe der Internationalen Klassifikation psychischer Störungen (ICD-10) der Weltgesundheitsorganisation, werden nicht weniger als 31 diagnostische Kategorien aufgeführt, in denen das depressive Syndrom ein zentrales Element darstellt. Diese Entwicklungsstufen liefern jedoch lediglich Anhaltspunkte und tragen keineswegs der unüberschaubaren Vielfalt von Meinungen Rechnung.

Diese verschiedenen Konzepte - mögen sie nun zeitlich aufeinanderfolgen oder gleichzeitig nebeneinander existieren - sind häufig sogar untereinander widersprüchlich. Daher wird verständlich, warum die internationalen Experten der WHO die Ausgangslage für die Klassifikation affektiver Erkrankungen in ICD-10 folgendermaßen beschreiben: "Die Beziehungen zwischen Ätiologie, Symptomatik, zugrundeliegenden biochemischen Prozessen, Ansprechen auf Behandlung und weiterem Verlauf bei affektiven Störungen sind gegenwärtig noch nicht soweit geklärt, daß ihre Klassifikation in einer für alle annehmbaren Weise möglich wäre". Die getroffenen diagnostischen Unterscheidungen machten von einfachen, wenn nicht gar grob vereinfachten Klassifikationskriterien Gebrauch; der Uni- oder Bipolarität, dem Krankheitsverlauf und dem Schweregerad; die Reliabilität dieser Kriterien ist zweifellos gut belegt, aber es gibt wenige Hinweise, daß diese Differenzierungen auch hinreichend valide wären.

Demzufolge gibt ICD-10 der bescheidenen Hoffnung Ausdruck, daß "diese Klassifikation zumindest akzeptabel erscheint".

In ihrer Monographie haben sich Wolfgang Maier und Michael Philipp in einer mutigen Weise diesem Problem genähert. Ihr Ziel bestand nicht darin, neue zu bereits vorhandenen Konzepten hinzuzufügen; es bestand vielmehr in der Evaluation vorhandener Konzepte. Reliabilität und Validität unterschiedlicher Klassifikationssysteme sowie die Bedeutung von Beurteilungsinstrumenten zum Schweregrad depressiver Verstimmungen wurden im Rahmen einer Reihe von empirischen Untersuchungen mit stringenten statistischen Methoden ausgewertet. Zu diesem Zweck und einer momentan gefragten Tendenz folgend, haben die Autoren ein standardisiertes Befragungsinstument benutzt, welches sie trefflich "polydiagnostisches Interview" nannten; dieses Instrument erlaubt eine Erfassung aller klinischen Symptome eines Patienten bezüglich der jeweiligen zur Zeit existierenden Diagnosesysteme.

Die Beurteilung der Reliabiltät ist relativ einfach zu handhaben, obgleich auch sie eine korrekte Methodik erfordert; bei der Validitätseinschätzung stellt sich aber das Problem der Kriterien, auf die sich diese Einschätzung bezieht. Die Autoren wählten hierführ 3 Kriterien: die Ansprechbarkeit auf medikamentöse Therapie, den Krankheitsverlauf und die familiäre Belastung. Für jedes dieser Kriterien haben sie dann geprüft, welcher Aspekt hinsichtlich der verschiedenen Nosologien eine bessere Unterscheidung gewährleistet.

Ein zentrales Problem ganz anderer Art stellt die Messung des Schweregrades einer Depression dar. Die Entwicklung vieler Ratingskalen war vor allem eng mit der Notwendigkeit therapeutischer Prüfstudien verknüpft. Jedoch besteht kaum ein Zweifel, daß bei vielen dieser Ratingskalen und darunter ebenso bei den am häufigsten angewandten auch technische Schwächen augenscheinlich werden. Die Autoren haben sich in ihrer Studie eingehend mit den Fragebögen von Hamilton, Montgomery-Asberg und Bech-Rafaelsen beschäftigt, um deren Meßeigenschaften und diesbezüglich möglichen Schwächen auszuloten.

Die Monographie von Maier und Philipp kommt gerade rechtzeitig. Sie ist einerseits ein unersetzbares Referenzwerk, da jedes Kapitel einen kritischen Überblick der gesamten Literatur beinhaltet, was für sich schon ein Werkzeug von großem Nutzen verkörpert. Darüber hinaus jedoch haben sich die Autoren den fundamentalen Problemen in einer experimentellen Weise angenommen und tragen zu einer Erhellung der gegenwärtig verwirrenden Situation bei.
Die vorliegende Monographie besitzt nicht den Anspruch, für eine der vorgelegten Klassifikation den endgültigen Beweis der Validität zu erbringen. Jedoch erlaubt sie uns, durch ein gewissenhaftes und kritisches Vorgehen unter den angesammelten Konzepten diejenigen zu erkennen, welche - zumindest unter

bestimmten Gesichtspunkten - valide erscheinen; in dieser Eigenschaft bietet diese Monographie ein solides Fundament für zukünftige Forschungen.

Paris, im November 1992

Professeur Pierre Pichot
Membre de l'Académie Nationale
de Médecine

Vorwort

Im letzten Jahrzehnt wurden die in der englischsprachigen Psychiatrie erarbeiteten diagnostischen Konzepte, die auf operationalisierten Definitionen beruhen, allgemein - und so auch in der deutschsprachigen Psychiatrie - akzeptiert. Dieser Wandel drückt sich insbesondere im Übergang von der typologischen klinischen Diagnostik in der 9. Version des international verbindlichen Diagnosesystems ICD (International Classification of Diseases, herausgegeben von der Weltgesundheitsorganisation) zu der operationalen Diagnostik in der 10. Version aus. Mit diesem Wandel geht die Neuentwicklung strukturierter oder semistrukturierter diagnostischer Interviews einher, die die für die Diagnosestellung relevante Information in möglichst standardisierter Form einholt. Damit wird eine seit Beginn der siebziger Jahre deutlich gewordene Entwicklung zu einem vorläufigen Abschluß gebracht. Die in Lehrbüchern niedergelegten und kasuistisch charakterisierten diagnostischen Konzepte werden durch explizite Definitionen der einzelnen Diagnosekategorien und einem diagnostischen Algorithmus, der von der Bewertung von Symptomen oder Kriterien zu diagnostischen Festlegungen führt, ersetzt. Mehrere solcher sogenannten operationalen Diagnosen liegen für einzelne Diagnosekategorien vor. Trotz dieser Vielfalt konnte eine größere Standardisierung des Diagnoseprozesses zwischen verschiedenen Kliniken und Ländern erreicht werden. Neben dieser begrüßenswerten Tendenz konnte aber der Anspruch operationalisierter Diagnosemanuale, eine bessere empirisch fundierte Klassifikation psychiatrischer Krankheiten zu erreichen, bislang nur unzureichend eingelöst werden. Die vorgeschlagenen operationalisierten Diagnosemanuale - und insbesondere die am häufigsten verwendeten, wie das DSM- oder ICD-System - sind nämlich vorwiegend durch Konsensusbildung oder Mehrheitsbildung zwischen Mitgliedern von Expertenkommissionen zustandegekommen und nicht aufgrund systematischer empirischer Forschung entwickelt worden. Um diesen Nachteil nachträglich auszugleichen, bemüht sich die Klassifikationsforschung durch Untersuchungen zur Reliabilität und Validität von vorgegebenen diagnostischen Definitionen die Anwendbarkeit und Relevanz von Diagnosesystemen zu belegen.

Wenn die Definitionen nicht selbst Resultat einer systematischen empirischen Forschung sind, ergeben sich bei der Definition diagnostischer Kategorien umfangreiche Freiräume, die durch konventionelle Festlegungen gefüllt werden müssen; entsprechend sind für nahezu jede diagnostische Kategorie verschiedene, konkurrierende operationalisierte Definitionen vorgeschlagen worden. Daher sollte die Validierungsforschung vergleichend durchgeführt werden und stets simultan mit mehreren, möglichst unterschiedlichen diagnostischen Definitionen arbeiten.

X

Die vorliegende Monographie stellt eine Serie von Untersuchungen zur Reliabilität und Valididtät der Diagnostik depressiver Syndrome - insbesondere endogener Depressionen - dar. Vorgeschaltet sind Untersuchungen zur Nützlichkeit von strukturierten Interviews im Vergleich zu Checklisten. Die gesamte Untersuchungsserie erstreckt sich auf einen Zeitraum von ca. 6 Jahren. Daher sind in einigen der vorgelegten Studien nicht alle heute zugänglichen Diagnosesysteme verwendet. Insgesamt waren wir aber bemüht, jedenfalls alle zugänglichen publizierten Diagnosesysteme für endogene Depressionen vergleichend zu berücksichtigen.

Die wesentliche Schlußfolgerung dieser Unterschungen ist, daß keines unter den publizierten und anders verfügbaren Diagnosesystemen für depressive Syndrome bezüglich der Validität und Reliabilität eindeutig überlegen ist. Mit der Einführung von ICD-10 und DSM-III-R/IV droht die Gefahr einer ausschließlichen Konzentration auf diese, nur durch Mehrheits-bildung unter ausgewählten Experten gedeckten Diagnosesystemen. Die Ergeb-nisse dieser Monographie favorisieren eine liberalere Strategie und belegen die Notwendigkeit zur Entwicklung empirisch abgeleiteter Klassifikationssysteme.

Inhaltsverzeichnis

Teil A

Teil A

1 Einführung

1.1 Probleme der Klassifikation psychischer Störungen

"Wir befinden uns im Feld der psychiatrischen Diagnostik noch nicht im Zustand der Wissenschaft, sondern erst der Kennerschaft. Es fehlen uns so gut wie alle analytischen Möglichkeiten der Verifizierung. Deshalb sind auch die Leitbilder, nach denen wir diagnostizieren, nur als Bilder "geschaut", aber nicht als Begriffe "definiert". Mit diesen Worten charakterisierte K. Conrad 1959 den Stand psychiatrischer Diagnostik. In der Folge wurden im deutschsprachigen Bereich intensive Bemühungen um eine standardisierte Befunderhebung (u. a. AMDP-System (AMDP, 1981)) und um eine verbesserte Vergleichbarkeit der Diagnosen unternommen.

Im angloamerikanischen Bereich führte die analoge Einsicht zu radikaleren Konsequenzen: Im Zusammenhang mit einem umfangreichen Diagnosenvergleichsprojekt zwischen den USA und Großbritannien (Kendell et al. 1976), das die unzureichende Standardisierung klinischer Diagnosen offenlegte, wurden sogenannte operationalisierte Diagnosesysteme entwickelt; diese beinhalten eindeutige Definitionen der wesentlichen psychiatrischen Diagnosen, bestehend aus Kriterien, die in der Regel auf Symptome oder Vorverlaufscharakteristika bezogen sind, und aus Zuordnungsregeln zwischen Ausprägungsmuster der Kriterien und diagnostischen Klassen (diagnostische Algorithmen). Zu den ersten operationalisierten Diagnosesystemen zählen die Newcastle-Skala (Carney et al. 1965) und die Feighner-Kriterien (Feighner et al. 1972). Diese Beurteilungssysteme wurden für Forschungszwecke sehr schnell und verbreitet akzeptiert.

Die Relevanz von Klassifikationssystemen für klinische Zwecke war früher umstritten. Das von Kraepelin entwickelte Konzept von strikt voneinander unterschiedenen Krankheitseinheiten, die auf Grund der Querschnittssymptomatik und des Vorverlaufes identifiziert wurden und den weiteren Verlauf präzidieren sollten, wurde von Arbeitseinrichtungen abgelehnt, die am Krisenmodell psychischer Störungen (Häfner 1983) orientiert waren. So betrachtete die Mehrheit amerikanischer Psychiater bis Anfang der siebziger Jahre - unter dem Einfluß von A. Meyer - Diagnosen als grundsätzlich ungeeignet, die Individualität von Patientenschicksalen hinreichend zu beschreiben; da sich die Therapie an dieser

Individualität zu orientieren habe, sei die Klassifikation praktisch unerheblich. Psychoanalytische Schulen in den USA (u. a. K. Menninger) leugneten ebenfalls die Nützlichkeit klassifikatorischer Zuordnungen, die an der Querschnittssymptomatik und am Vorverlauf orientiert waren (Klerman, 1983). Eine Gegenbewegung setzte in den sechziger Jahren ein, als sich die forciert vorangetriebene psychiatrisch Ursachen- und Therapieforschung sowie die breite Anwendung der Pharmakotherapie zur Auswahl von Patienten für Therapiestudien auf diagnostisch homogene Gruppen stützen mußten. Verschiedene Diagnosesysteme, die eine ausreichende Vergleichbarkeit und Anwendbarkeit gewährleisten sollten, wurden für diese Zwecke entwickelt und auf ihre Nützlichkeit und Anwendbarkeit untersucht. Diese empirische Arbeitsrichtung der Klassifikationsforschung wurde wegen der Ähnlichkeit ihres Arbeitsprogramms zu den Zielvorstellungen von Kraepelin (vor allem niedergelegt in der 6., 7. und 8. Auflage seines Lehrbuchs) in den USA als "Neokraepelinismus" bezeichnet (Klerman et al. 1983).

1.2 Krankheiten, Störungen und Syndrome

Diagnosesysteme sollen Störungen oder Krankheiten identifizieren. Störungen bezeichnen Symptome oder Syndrome, die zu einer objektiven Behinderung oder wenigstens zu einer subjektiven Beeinträchtigung führen; Syndrome sind dabei definiert als mehrere Symptome, die einen engen korrelativen Zusammenhang aufweisen. Im Gegensatz zum Begriff "Störung" zielt der Begriff "Krankheit" auf nosologische Einheiten; sie stellen Störungen dar, die entweder eine spezifische Ätiologie oder wenigstens ein spezifisches somatisches Korrelat besitzen. Kraepelin glaubte, mit einer verlaufsorientierten Diagnostik nosologische Krankheitseinheiten zu identifizieren, die bezüglich ihrer Ätiologie homogen sind; diese Anschauung war stets umstritten (Möller et al. 1978). Dem gegenwärtigen Kenntnisstand über den Zusammenhang zwischen psychopathologischer Symptomatik und ätiologischen oder pathogenetischen Faktoren ist es angemessener, Störungen als Hypothesen zu betrachten, die auf ihre ätiologische und pathogenetische Homogenität zu prüfen sind (Klerman et al. 1979).

1.3 Ziele psychiatrischer Klassifikationen

Die Beurteilung verschiedener Formen der Klassifikation psychischer Störungen orientiert sich an deren Verwendungszweck. Die unterschiedlichen Anwendungsbereiche von Diagnosesystemen sind:
a) Prognosestellung über den weiteren kurz- oder langfristigen Verlauf und In-

dikationsstellung für unterschiedliche Therapiestrategien in der psychiatrischen Versorgung stationärer und ambulanter Patienten;

b) Dokumentation von therapeutischen Maßnahmen psychiatrischer Versorgungseinrichtungen und Bedarfsplanung für psychiatrische Versorgungseinrichtungen;

c) Forschungsdiagnosen in der Ursachen- und Therapieforschung psychiatrischer Störungen: dabei werden durch psychiatrische Diagnosen Patientenstichproben identifiziert, die bezüglich möglicher ätiologisch relevanter Faktoren und des Therapieansprechens miteinander verglichen werden; andere Forschungsstrategien in der Ursachenforschung definieren die Patientenstichproben durch Faktoren, die möglicherweise ätiologisch relevant sind, und untersuchen die Variation der Diagnosehäufigkeiten zwischen diesen Stichproben (Buchsbaum und Haier 1983);

d) Fallidentifikation und Charakterisierung des Inanspruchnahmeverhaltens in der epidemiologischen Forschung;

e) Ordnungsprinzip für die klinische Ausbildung. In der empirischen Klassifikationsforschung werden vorgeschlagene Klassifikationssysteme auf ihre Eignung untersucht, diesen Zielen zu genügen. Zugleich werden auf der Basis empirischer Studien Änderungen vorgeschlagen, die eine Optimierung der genannten Zielvorgaben erreichen sollen. Ebenso werden neue, empirisch abgeleitete Klassifikationssysteme erarbeitet.

1.4 Typologische und operationalisierte Klassifikationssysteme

Klinische Diagnosen sind vorwiegend typologische Klassifikationen; dies gilt insbesondere für ICD-9-Diagnosen (Spitzer et al. 1979). Typologische Diagnosen stützen sich zum einen auf charakteristische Querschnitts- und Verlaufssymptome, von denen jeder diagnostizierte Fall mindestens einige erfüllen sollte, und zum anderen auf typische Falldarstellungen, wie sie in der klinischen Ausbildung vermittelt werden. Die Diagnosestellung erfolgt unter Beachtung der charakteristischen Symptome nach der maximalen Ähnlichkeit mi einem "typischen Fall". Da bei typologischen Klassifikationen keine eindeutige Definitionen angegeben werden, besteht ein deutlicher diagnostischer Spielraum; bei der Ähnlichkeitsabwägung werden daher persönliche Konzepte relevant. Beides bedingt die geringe Reliabilität und Reproduzierbarkeit typologischer Klassifikationen (Gastpar 1983).

Die genannten Mängel erschweren die Anwendung dieser Klassifikationen für Forschungszwecke; sie waren der Ausgangspunkt für die Entwicklung operationalisierter Diagnosesysteme, die präzise Definitionen für jede Diagnose angeben.

Diese bestehen aus:

a) allen diagnostisch relevanten Kriterien, die in der Regel Symptome repräsentieren; dabei sollte die notwendige Dauer und Intensität der Symptome angegeben werden;
b) einem auf diese Kriterien anzuwendenden diagnostischen Algorithmus: meistens wird gefordert, daß ein obligates Kriterium und eine Mindestzahl aus einer Liste fakultativer Kriterien für eine positive Diagnose erfüllt sein müssen;
c) der Spezifikation von Ausschlußbedingungen.

Typologische und operationalisierte Klassifikationen schließen sich nicht aus: Einzelfälle, die einer typologischen Diagnose gut entsprechen (sog. Prototypen), können durch diagnostische Kriterien charakteristisiert werden; diagnostische Algorithmen, die die typologische Klassifikation simulieren, können für diese Definitionskriterien empirisch ermittelt werden (prototypische Klassifikation, Cantor et al. 1980). Dabei wird entsprechend der Definitionstheorie für natürliche Objekte (Cantor et al. 1980) kein Kriterium für die Diagnose als notwendig angesehen; es reicht vielmehr eine Mindestanzahl dieser Kriterien für die Diagnose. Die Anzahl der erfüllten Kriterien kann als Indikator für die Prototypizität einer Symptomkonstellation angesehen werden (Andreasen und Grove 1982; Cantor et al. 1980).

Diagnostischen Algorithmen, die für eine kategoriale Zuweisung nur eine Mindestzahl von Kriterien fordern, werden auch polythetisch genannt und den monothetischen gegenübergestellt, bei denen für eine Diagnose sämtliche oder jedenfalls einige Kriterien obligat vorhanden sein müssen. Monothetische Definitionen finden sich u. a. in der DSM-III-Klassifikation von Persönlichkeitsstörungen (American Psychiatric Association 1980); in der Revision von DSM-III wurden jedoch sämtliche monothetischen in polythetische Klassifikationen umgewandelt (American Psychiatric Association 1987).

1.5 Polydiagnostik

Zahlreiche Arbeitsgruppen haben für die klassischen klinischen Konzepte der endogenen Depression oder Schizophrenie eigene operationalisierte Definitionen entwickelt. Die paarweise Übereinstimmung zwischen operationalisierten Definitionen derselben Störung ist für endogene Depressionen u. U. sehr gering; 2 Gründe sind hierfür verantwortlich (Maier und Philipp 1986):

a) Verschiedene Definitionen von endogener Depression operationalisieren unterschiedliche Konzepte (z. B. Schweregradunterschiede einerseits und qualitativ besondere - nämlich endomorphe - Querschnittssymptomatik andererseits).

b) Unterschiedliche Definitionen benutzen unterschiedliche diagnostische Algorithmen und sind damit unterschiedlich restriktiv.

Die geringe Übereinstimmung zwischen verschiedenen Diagnosesystemen für endogene Depressionen war mitverantwortlich für widersprüchliche Ergebnisse bei der Untersuchung des diagnostischen Stellenwertes des Dexamethason-hemmtests (Philipp et al. 1986). Eine simultane Verwendung verschiedener Diagnosesysteme für dieselbe Störung, wie sie von Kendell (1982) vorgeschlagen wurde, ist daher nützlich. Berner und Katschnig haben dieses Vorgehen "Polydiagnostik" genannt (1983).

Polydiagnostische Dokumentationssysteme erfordern die Berücksichtigung der unterschiedlichen Anforderungen an Intensität und Dauer von Einzelsymptomen in den unterschiedlichen Diagnosesystemen. Sie sind daher sehr komplex. Strukturierte Interviews zur polydiagnostischen Klassifikation mit hinreichender Reliabilität sind bereits entwickelt worden (Maier et al. 1986).

1.6 Multiaxiale Klassifikationen

Klinische Diagnosen basieren nicht nur auf der Symptomatik der gegenwärtigen oder früheren Krankheitsepisoden, sondern auch auf ätiologischen Gesichtspunkten: z. B. sind bei der Differenzierung zwischen endogenen und neurotischen Depressionen psychodynamische Kriterien relevant. Der Zusammenhang zwischen ätiologischen Komponenten einerseits und der Querschnitts- und Verlaufssymptomatik andererseits ist bisher nicht gründlich empirisch untersucht worden; alle postulierten Zusammenhänge haben lediglich Hypothesencharakter. So gibt es keine hinreichende Grundlage für die simultane Berücksichtigung von Symptomatik und möglichen ätiologischen Gesichtspunkten in einer klinischen Diagnose (Klerman et al. 1979). Daher hat bereits 1942 E. Essen-Möller ein multiaxiales Klassifikationsschema vorgeschlagen, das Symptomatik (Achse I) und Ätiologie (Achse II) getrennt beurteilt (Helmchen 1980). In der Weiterentwicklung dieses Ansatzes wurden weitere Achsen vorgeschlagen, z. B. die getrennte Erfassung von Verlaufs- und Querschnittssymptomatik oder Schweregrad der gegenwärtigen Symptomatik (Helmchen 1980); das DSM-III sieht die Klassifikation von Persönlichkeitsstörungen auf einer gesonderten Achse vor. Vor allem für Forschungszwecke ist dieses Vorgehen nützlich, da damit eine bessere Reliabilität und höhere Vergleichbarkeit zwischen unterschiedlichen Zentren ermöglicht wird; es ist nämlich anzunehmen, daß sich in der Beurteilung ätiologischer Gesichtspunkte die höchste Beurteilervarianz findet.

Multiaxiale Klassifikationssysteme stellen eine ideale Dokumentationsbasis für die Prüfung von Hypothesen zur Ätiologie und Pathogenese psychischer Störungen dar. Sie erlauben eine "theoriefreie" Klassifikation und gleichzeitig die Dokumentation von Faktoren mit möglicher ätiologischer Relevanz (Klerman et al. 1984). Insbesondere das Konzept der Neurosen verliert bei einer multiaxialen Klassifikation seinen diagnostischen Status; stattdessen werden Symptomatik und psychodynamische Faktoren auf unterschiedliche Achsen kodiert. Das Konzept der Neurosen kann als theoretisches Konstrukt betrachtet werden, in dem die Hypothesen über den Zusammenhang von Querschnitts- und Verlaufssymptomatik mit spezifischen psychodynamischen Faktoren formuliert sind; diese Hypothesen sind im Rahmen einer multiaxialen Klassifikation prüfbar.

1.7 Hierarchische und hierarchiefreie Klassifikationssysteme

Klinische Diagnosen sind bemüht, Krankheitsverläufe mit verschiedenen Syndromen möglichst durch eine einzige Diagnose zu charakterisieren. Um eine Entscheidung zwischen simultan auftretenden unterschiedlichen Syndromen zu ermöglichen, bestehen klinische Regeln zur Hierarchiesierung psychopathologischer Syndrome, die auch in die operationalisierten Diagnosesysteme Eingang fanden; bei simultanem Auftreten eines Angstsyndroms und eines depressiven Syndroms wird z. B. im DSM-III nur das depressive Syndrom als diagnostisch relevant erachtet, während das Angstsyndrom diagnostisch nicht in Erscheinung tritt. Eine andere Regel zur Hierarchiesierung von Syndromen ist die Jasperssche Schichtenregel (Jaspers, 1973). Eine empirische Rechtfertigung für diese Regeln gibt es nicht. Vielmehr haben empirische Untersuchungen aus der Vergangenheit gezeigt, daß diese klinischen Regeln irreführend sind. Weissman et al. (1986) haben z. B. zeigen können, daß Patienten, die simultan sowohl ein Angstsyndrom als auch ein depressives Syndrom aufweisen, eine höhere familiäre Belastung mit Depressionen und Angstsyndromen besitzen als die Patientengruppen, die nur ein depressives Syndrom oder nur ein Angstsyndrom zeigen. Diese Autoren haben ein Konzept der Komorbidität vorgeschlagen; dieses Konzept empfiehlt, hierarchische Diagnoseregeln fallen zu lassen und beim Auftreten mehrerer psychopathologischer Syndrome bei einem Patienten mehrere Störungen zu diagnostizieren. Das Diagnosesystem DSM-III-R (American

Psychiatric Association, 1987) hat erstmals dieses hierarchiefreie Klassifikationsprinzip realisiert.

1.8 Kategoriale und dimensionale Diagnostik

Krankheiten werden in der Medizin als kategoriale Einheiten betrachtet, die eine scharfe Trennung zwischen erkrankt und nicht erkrankt erlauben. Die psychiatrische Krankheitslehre hat dieses Prinzip übernommen; die "Randunschärfe" psychiatrischer Diagnosen und das häufige Vorkommen subklinischer Varianten psychiatrischer Störungen (insbesondere bei Persönlichkeitsstörungen) haben Zweifel an der umfassenden Anwendbarkeit des kategorialen Störungsmodells entstehen lassen; dimensionale Modelle, die für eine pathologische Qualität unterschiedliche Ausprägungsstufen vorgeben, sind u. a. für Persönlichkeitsstörungen vorgeschlagen worden (z. B. DSM-III-R). Für Subtypisierungen von affektiven Erkrankungen erscheint dieses Modell sinnvoll (z. B. für die dimensionale Modellierung der Unterscheidung zwischen endogenen und nicht endogenen Depressionen), (Kendell 1976; Maier et al. 1986). Auch für Studien über den Zusammenhang zwischen psychopathologischen und biologischen Variablen können dimensionale Konzepte nützlich sein (v. Praag et al. 1987). Dimensionale Klassifikationssysteme sind für den klinischen Routinegebrauch möglicherweise zu unhandlich. Andererseits erlauben sie für Forschungszwecke die Definition von Extremtypen, die sich deutlich voneinander abheben. Offen ist z. Z. die Frage, bei welchen Störungen eine dimensionale Klassifikation angemessener als eine kategoriale Klassifikation ist. Kendell (1976) hat vorgeschlagen, möglichst von Dimensionen auszugehen und hierfür Validierungsuntersuchungen (s. unten) vorzunehmen; an den Seltenheitspunkten ("points of rarity") würden Dichotomisierungen vorgenommen werden, die eine kategoriale Klassifikation begründen. Aus Platzgründen werden im weiteren dimensionale Klassifikationssysteme nicht untersucht oder diskutiert.

1.9 Reliabilität des diagnostischen Prozesses

Diagnosesysteme sind psychopathologische Beurteilungsinstrumente. Sie können damit jenen Kriterien unterworfen werden, die in der Psychometrie zur Beurteilung psychologischer Beurteilungsverfahren entwickelt worden sind. Die beiden wichtigsten Grundkonzepte sind die Reliabilität und die Validität (Nunnally, 1978).

Reliabilität meint die Zuverlässigkeit von Diagnosestellungen. Ein Mangel an Zuverlässigkeit kann unterschiedlich bedingt sein:

1. Beurteilervarianz: die Berichte des Patienten und der Bezugsperson werden von verschiedenen Beurteilern unterschiedlich gewertet;
2. Situationsvarianz: zu 2 verschiedenen Zeitpunkten innerhalb derselben Episode ändert sich der Zustand des Patienten;
3. Informationsvarianz: in verschiedenen Sitzungen zur Diagnosefindung werden unterschiedliche Fragen an Patient und Bezugsperson gestellt;
4. Kriterienvarianz: verschiedene Diagnostiker verwenden unterschiedliche Kriterien für die Diagnose derselben Störung.

Da Diagnosen über einen bestimmten Zeitraum reproduzierbar sein sollten, kann die Reproduzierbarkeit der Diagnosestellung in 2 verschiedenen Sitzungen durch 2 verschiedene Kliniker als Kriterium für die Reliabilität verwendet werden (Test-Retest-Reliabilität). Eine andere Möglichkeit ist die diagnostische Bewertung eines einzigen Interviews durch verschiedene Beurteiler (z. B. Beurteilung von videodokumentierten Interviews durch mehrere Beurteiler). Diese sogenannte Joint-rater-Reliabilität verfehlt jedoch eine wesentliche Varianzquelle für die Unzuverlässigkeit von Diagnosen, nämlich die Informationsvarianz; daher ist sie weniger informativ als die Test-Retest-Reliabilität.
Die in der Literatur angegebenen Reliabilitätsangaben für einzelne Erkrankungen schwanken erheblich. Dies ist wohl darauf zurückzuführen, daß

a) das Ausbildungs- und Trainingsniveau der Beurteiler sehr unterschiedlich sein kann;
b) unterschiedliche Instruktionen und Interpretationen diagnostisch relevanter Terme gegeben werden;
c) das diagnostische Setting und die untersuchten Patientengruppen unterschiedlich sind.

Wegen der Abhängigkeit der angegebenen Reliabilitätswerte von diesen Varianzquellen ist ein einzelner Reliabilitätskoeffizient wenig aussagekräftig. Aussagekräftiger sind Vergleiche zwischen Reliabilitätskoeffizienten verschiedener Diagnosen, die unter denselben Bedingungen gestellt wurden.
Die Reliabilität diagnostischer Beurteilungen muß ausreichend sein; anderenfalls wird die durch eine Diagnose vermittelte Information über den weiteren Verlauf oder das Therapieansprechen unscharf. Daher sind viele Bemühungen zur Absicherung der Reliabilität diagnostischer Zuordnungen unternommen worden. Die Einführung operationalisierter Diagnosen ist ein Beitrag zur Re-

duktion bzw. zur Beseitigung der Kriterienvarianz; die Ersetzung freier Explorationen durch strukturierte Interviews, in denen für jedes Kriterium obligatorische und/oder fakultative Fragen angegeben werde, trägt zur Reduktion der Informationsvarianz bei (Maier et al. 1988). Trainingsprogramme für Kliniker können die Beurteilervarianz reduzieren.

1.10 Validität von Diagnosen

Die Validität beurteilt das Ausmaß der Gültigkeit von klassifikatorischen Zuordnungen. Gültig heißt dabei eine Zuordnung dann, wenn die zu beurteilende Qualität hinreichend sensitiv und spezifisch erfaßt wird. Die mit diagnostischen Zuordnungen zu erfassenden Qualitäten sind Krankheiten im medizinischen Sinn, d. h. ätiologisch homogene Patienten (Krankheitsverläufe). Da jedoch die Ätiologie psychiatrischer Syndrome nicht hinreichend geklärt ist, muß vorläufig auf Indikatoren für eine ätiologische Homogenität zurückgegriffen werden. Eine diagnostische Zuordnung ist damit dann valide, wenn sie unterschiedliche Ausprägungsgrade dieser Indikatoren abbildet.

Die Notwendigkeit der Validierung von Diagnosen psychiatrischer Erkrankungen hat bereits Kraepelin (1899) deutlich hervorgehoben; er setzte sich durch die Herausarbeitung einer Diagnostik, die geeignet ist, den weiteren Verlauf der Erkrankung zu prognostizieren, von seinen Vorgängern in der deutschen und französischen Tradition ab. Kraepelin versuchte mit der Identifizierung von Krankheitseinheiten, die durch die Homogenität der Verlaufscharakteristika gekennzeichnet sind, ätiologisch homogene Diagnoseklassen zu erfassen. Er nannte Klassifikationen, die sich an diesem Prinzip orientieren, nosologische Klassifikationen. Das Konzept "Validität" in seinen verschiedenen Spielarten war allerdings im 19. und Anfang des 20. Jahrhunderts nicht benannt; daher fehlt dieser Begriff in den Schriften Kraepelins.

Nach Kraepelin hatte v. a. Leonhard (z. B. in seinem Werk über den "Aufbau der endogenen Psychosen" 1957) mit dem Validierungskriterium "Langzeitverlauf" gearbeitet; daneben betonte Leonhard das Validierungskriterium "familiäre Belastung" für diagnostische Differenzierungen; er forderte, daß eine weitgehende intrafamiliäre Homotypizität der psychiatrischen Krankheitseinheiten nachweisbar ist.

Durch das Aufkommen effizienter Behandlungsverfahren haben sich zusätzliche Indikatoren für die ätiologische Homogenität entwickelt. Insbesondere das Ansprechen auf spezifische pharmakotherapeutische Behandlungsverfahren kann als Indikator für ätiologische Homogenität angesehen werden. Die diag nostische Zuordnung schizoaffektiver Psychosen orientiert sich z. B.am Ansprechen auf prophylaktische Lithiumtherapie.

Die Differenzierung zwischen affektiven und schizophrenen Erkrankungen ist bezüglich sämtlicher genannter Kriterien valide: beide Erkrankungsformen unterscheiden sich bezüglich des Verlaufs, der familiären Belastung und des Therapieansprechens. Dagegen sind z. B. Subtypen affektiver Erkrankungen nur bezüglich einzelner Kriterien valide: unipolare depressive Erkrankungen unterscheiden sich von bipolaren affektiven Erkrankungen vor allem bezüglich der familiären Belastung mit bipolaren Erkrankungen. Dieser Befund belegt die Validität dieser diagnostischen Differenzierung. Diese beiden Beispiele zeigen, daß die Validität psychiatrischer Diagnosen in zweifacher Weise näher bestimmt werden kann:

1. als globale Validität, die sämtliche Validierungskriterien umfaßt (wie z. B. die Validität der Differenzierung zwischen affektiven und schizophrenen Erkrankungen);
2. die kriterienspezifische Validität, die sich auf ein einzelnes Kriterium bezieht (wie z. B. die Validität der Differenzierung zwischen unipolaren und bipolaren affektiven Erkrankungen).

Nach einem psychometrischen Lehrsatz (Nunnally, 1978) kann die Validität eines Beurteilungsinstrumentes nie größer als dessen Reliabilität sein. Daher wird bei der Evaluation von Klassifikationssystemen der Reliabilität eine zentrale Rolle zugewiesen, obwohl die Validität das letztlich entscheidende Kriterium ist. Feldstudien für die Einführung von neuen Klassifikationsinstrumenten (z. B. DSM-III (APA, 1980)) sind fast ausschließlich der Reliabilität gewidmet gewesen. Die Folge dieser Praxis ist, daß viele offizielle Diagnosesysteme eine Fülle von Diagnosen enthalten, deren Validität fraglich ist.

1.11 Entwicklung von Diagnosesystemen

Allgemein akzeptierte ätiologische Vorstellungen bestehen nur für organisch bedingte Psychosyndrome. Die Querschnitts- und Verlaufssymptomatik stellt daher das entscheidende Ordnungsprinzip für psychische Störungen (mit Ausnahme der organischen Psychosyndrome) dar. Die Klassifikationsregeln (Anzahl und Inhalt von klassifikatorischen Einheiten, differentialdiagnostische Regeln) können sich aus verschiedenen Evidenzquellen ableiten:

a) klinische, noch nicht operationalisierte Konventionen, die sich vor allem auf klinische Verlaufsbesobachtungen stützen (z. B. die Trennung schizophrener und affektiver Erkrankungen);

b) empirische Analysen von psychopathologischen Querschnitts- und Verlaufsbefunden mit Faktoren-, Cluster- und Diskriminanzanalysen;

c) Therapie-, Familien- oder Verlaufsstudien z. B. die Unterscheidung uni- und bipolarer Depressionen; Isolierung von Panikattacken von anderen Angstsyndromen auf Grund des Therapieansprechens (Klein et al. 1980)).

2 Stand der Forschung

2.1 Konzepte und Definitionen von Subtypen depressiver Syndrome

Falret (1851) hat bereits Mitte des vergangenen Jahrhunderts aus der Gesamtgruppe affektiver Erkrankungen die episodisch verlaufenden als eine besondere Teilgruppe herausgearbeitet. Diese, durch einen autonomen Verlauf charakterisierten affektiven Erkrankungen wurden von Kraepelin als manisch-depressive Erkrankungen bezeichnet und als eine eigenständige nosologische Gruppe betrachtet; die hierunter subsumierten depressiven Syndrome wurden von Kraepelin (1899) als endogen bezeichnet, da die Episoden häufig ohne eine erkennbare äußere Ursache auftreten.

Gillespie (1928) führte mit dem Konzept der autonomen Depression, das er dem Konzept der reaktiven Depression gegenüberstellte, einen ähnlichen Subtyp depressiver Erkrankungen ein. Autonome Depressionen sind dabei durch die fehlende Modulation der Stimmung in Abhängigkeit von wechselnden situativen Gegebenheiten charakterisiert. Dieser Aspekt der Querschnittssymptomatik wurde im folgenden neben der fehlenden reaktiven Auslösung für das Konzept der endogenen Depression bestimmend. Kurt Schneider (1925) charakterisierte die Querschnittssymptomatik endogen-depressiver Erkrankungen durch den Aspekt der abnormen Qualität der depressiven Stimmung und durch die Störung der Vitalgefühle. Auch diese Charakteristik ging in die nachfolgenden Konzepte der endogenen Depression ein.

1957 schlug Leonhard vor, die Gruppe der manisch-depressiven Patienten (im Sinne Kraepelins) nach unipolaren und bipolaren Verläufen zu differenzieren. Diese Unterscheidung war für das Konzept der endogenen Depression insofern relevant, als Patienten mit bipolaren Verläufen grundsätzlich als endogen typisiert wurden. Unabhängig davon wurde diese Leonhardsche Differenzierung zwischen bipolaren und unipolaren Depressionen in den USA Gegenstand einer eigenen Subklassifizierung, die unabhängig von der Zuordnung zur Klasse endogener Depressionen vorgenommen wurde.

Die Konzepte nicht endogener Depressionen sind sehr heterogen. Die beiden wesentlichen Grundtypen sind dabei die reaktive Depression (depressive Reaktion nach Kurt Schneider, 1976), die nicht notwendigerweise an eine abnorme Primärpersönlichkeit gebunden ist, und die neurotische Depression, die in der Regel eine zur Neurose disponierende gestörte Persönlichkeitsstruktur betrifft (Klerman et al. 1979).

Die genannten Subtypisierungen wiesen trotz ihrer hohen klinischen Akzeptanz ein erheblichen Nachteil auf: wie zahlreiche Reliabilitätsstudien zeigten, sind klinische Diagnosestellungen auf dieser Grundlage nur wenig reliabel (Spitzer and Fleiss, 1974). Zur Steigerung der Reliabilität wurde bereits 1950 von Stengel vorgeschlagen, operationalisierte Diagnosesysteme aufzustellen. Insbesondere für endogene Depressionen wurden zahlreiche operationalisierte Diagnosesysteme entwickelt, zwischen denen eine erhebliche Varianz besteht. Für andere Subtypen depressiver Syndrome (z. B. bipolare affektive Erkrankung, situative Depressionen etc.) zeigen dagegen verschiedene Diagnosesysteme keine erheblichen Unterschiede. Die bislang vorgeschlagenen operationalisierten Definitionen von Subtypen depressiver Erkrankungen werden im folgenden kurz charakterisiert. Für die Differenzierung zwischen endogenen und neurotischen Depressionen werden dabei sämtliche, z. Z. verfügbaren Diagnosesysteme in Betracht gezogen.

2.1.1 Endogene bzw. neurotische Depressionen

Es können 2 unterschiedliche Modi der Ableitung von operationalisierten Definitionen der endogenen Depression unterschieden werden: die empirische abgeleiteten Definitionen und die definitorische Präzisierung eines klinischen Expertenkonzeptes; beim letzteren Vorgehen ist danach zu unterscheiden, ob lediglich das in einer klinischen Institution gängige klinische Expertenkonzept operationalisiert wird oder ob mehrere Kliniker aus verschiedenen Institutionen ihre unterschiedlichen Konzepte in einem gemeinsamen Konsens vereinigen.

Empirisch abgeleitete operationalisierte Definitionen der endogenen Depression: Eine Variante der empirischen Ableitung operationalisierter Definitionen klinischer Diagnosen ist die Diskriminanzanalyse: Kliniker nehmen aufgrund ihrer klinischen Erfahrung und ihrer klinischen (nicht operationalisierten) klassifikatorischen Konzepte diagnostische Differenzierungen vor; auf Merkmals- und Symptomlisten werden der Querschnittsbefund und gegebenenfalls Charakteristika des Vorverlaufs beurteilt; die Variablen der Merkmals- und Symptomliste stellen die unabhängigen Variablen dar, die die vorgenommene diagnostische Differenzierung möglichst optimal reproduzieren sollen. Die ersten operationalisierten Definitionen für endogene Depression wurden in den Newcastle-Skalen (NCS I, Carney et al. 1965; NCS II, Gurney et al. 1972) mit dieser Methode eingeführt; Von Feinberg und Carroll wurde auf die gleiche Weise der Michigan-Diskrimination-Index entwickelt (Feinberg und Carroll, 1982, 1983).

Durch die Anwendung der Diskriminanzanalyse ist es möglich, aus einem vorgegebenen Pool von Merkmalen und Symptomen die am besten diskriminierenden auszuwählen; ebenso werden Koeffizienten ermittelt, die das Gewicht der einzelne Merkmale oder Symptome repräsentieren. Die diagnostische Differenzierung erfolgt dann durch die Linearkombination der gewichteten Ausprägungen der ausgewählten Merkmale und Symptome, auf der jeder Patient entsprechend seiner Symptomatik eine bestimmte Ausprägung aufweist; ein Cut-off-Punkt, der durch die Diskriminanzanalyse vorgegeben wird, ermöglicht dann die diagnostischen Differenzierung für jeden Patienten. Diese Methode ermöglicht also:

1. die Angabe diagnostisch relevanter Merkmale bzw. Symptome;
2. eine Regel zur Verrechnung der Ausprägungen von Merkmalen und Symptomen zu Diagnosen (diagnostischer Algorithmus).

Eine diagnostische Differenzierung auf der Grundlage einer solchen Diskriminanzfunktion ist unter 2 Bedingungen sinnvoll:

a. die Ausprägungen der Patienten eines konsekutiv rekrutierten Kollektivs sind bimodal verteilt, wobei der Cut-off-Punkt genau am Minimum der Häufigkeitsverteilung zwischen den beiden Gipfeln der Verteilung liegt "point of rarity";
b. wenn die Diskriminanzfunktion und die bimodale Verteilung sowie der "point of rarity" auch in einer anderen unabhängigen Stichprobe reproduziert werden kann (Kreuzvalidierung).

Die Newcastle-Skalen: Die Differenzierung nach endogenen und neurotischen bzw. reaktiven Depressionen mit den Newcastle-Skalen (NCS-I: Carney et al., 1965; NCS-II: Gurney, 1971) setzt voraus, daß bereits die Diagnose eines depressiven Syndroms bzw. einer depressiven Erkrankung gestellt worden ist. Diese diagnostische Zuordnung kann auf zweifache Weise geschehen: entweder durch eine klinische (nichtoperationalisierte) diagnostische Zuordnung oder mittels der Newcastle-Skala zur Differenzierung zwischen Angst und Depression, die ebenfalls mit diskriminanzanalytischen Methoden entwickelt worden ist (Gurney et al. 1970). Entsprechend kennen die Newcastle-Skalen keine Ausschlußkriterien. Die Items der Newcastle-Skalen umfassen neben der Querschnittssymptomatik auch Charakteristika des Vorverlaufs. Für die Beurteilung der Symptome der Querschnittssymptomatik, die in die Newcastle-Skalen eingehen, wird kein zeitlicher Bezugrahmen vorgegeben. Um die Reliabilität der Newcastle-Skalen zu verbessern, haben Bech et al. (1980) die einzelnen Items der beiden Newcastle-Skalen präziser und ausführlicher formuliert.

Insbesondere die 1965 entwickelte Newcastle-Skala I ist Gegenstand zahlreicher Untersuchungen und Diskussionen gewesen. Einerseits wurden dabei methodische Schwächen in der Ableitung der Newcastle-Skalen diskutiert (Maier et al. 1987); andererseits wurde versucht, die bimodale Häufigkeitsverteilung für die Ausprägungen der Diskriminanzfunktion zu replizieren. Letzteres gelang nur in einer weiteren Studie durch die Newcastle-Gruppe selbst (Kiloh 1972), während insbesondere Kendell et al. (1974) keine bimodale Verteilung auf der Diskriminanzfunktion ermitteln konnten. Kendell (1976) empfiehlt anstelle einer kategorialen Differenzierung nach endogen und neurotisch bzw. reaktiv eine dimensionale Beschreibung der "endogenen Depression" vorzunehmen. Eyseneck (1974) hatte vorgebracht, daß eine bimodale Verteilung auf einer Dimension auch durch 2 unimodale Dimensionen repräsentiert werden kann; er empfahl daher, das bimodale Kontinuum der Diskriminanzfunktion der Newcastle-Skala I durch ein zweidimensionales Kontinuum zu ersetzten.

Trotz dieser konzeptuellen und methodischen Schwächen konnte die Validität der Newcastle-Skala I in zahlreichen Untersuchungen bestätigt werden (Roth, et al. 1983). Die Newcastle-Skala II war dagegen Gegenstand einer relativ geringen Anzahl von Untersuchungen.

Die Bech-Skalen: Die Bech-Skalen (Bech ans Allerup, 1986) stützen sich auf eine Auswahl von Items der Newcastle-Skalen (für jede der beiden Bech-Skalen 5 Items). Ausgangspunkt für diese Revision der beiden Newcastle-Skalen war:

1. die Anregung von Eysenck, anstelle der eindimensionalen Diskriminanzfunktion ein zweidimensionales Kontinuum zur Differenzierung von endogener und neurotischer Depression aufzustellen (s. o.);
2. die geringe Homogenität der Items in beiden Newcastle-Skalen; hier wurde von Bech et al. (1986) und Maier et al. (1987) gezeigt, daß die Itempools beider Newcastle-Skalen sehr heterogen sind und eine Differenzierung des Gesamtpools an Items nach der Querschnittssymptomatik und nach Vorverlaufskriterien die Homogenität erhöht.

Bech hat in der Skala I jene Items vereinigt, die endogenomorphe Querschnittssymptomatik beschreiben, und in der Skala II Items zusammengefaßt, die Vorverlaufscharakteristika und Charakteristika der gegenwärtigen Episode für neurotische Depressionen beschreiben; jede der beiden Skalen stellt eine eigene Dimension dar; es ist möglich, daß bei einem Patienten gleichzeitig eine endogene Depression nach der Bech-Skala I und eine neurotische Depression nach der Bech-Skala II diagnostiziert wird. Die Konstruktvalidität beider Skalen wurde von Bech and Allerup (1986) belegt.

Der Michigan-Diskriminationsindex: Carroll et al. (1981) haben die Hypothese aufgestellt, daß ein pathologischer Dexamethasonhemmtest relativ spezifisch für die endogene Depression (Melancholie) ist. Nachdem mehrere Arbeitsgruppen diesen Befund nicht nachvollziehen konnten (z. B. Holsboer et al. 1980), wandte Carroll ein, daß diese Autoren mit Klassifikationsverfahren gearbeitet hätten, die seiner Diagnosestellung nicht entsprechen (Feinberg und Carroll, 1982). Um ein diagnostisches Verfahren zur operationalisierten Definition endogener Depressionen zu erstellen, das die Anwendbarkeit des Diagnosekonzepts von Carroll anderen Untersuchern zugängig macht, wurden Diskriminanzanalysen durchgeführt (Feinberg und Carroll 1982, 1983): Carrolls diagnostische Differenzierung zwischen endogenen und nicht endogenen Depressionen wurde durch eine Liste von Symptomen simuliert, in der auch alle Items der Hamilton-Skala enthalten waren. Die Diskriminanzanalysen ergaben für unipolare und biolare Depressionen unterschiedliche Kriterienlisten mit unterschiedlichen Gewichten. Entsprechend werden für beide Verlaufstypen unterschiedliche diagnostische Algorithmen angegeben.

Unter den ermittelten 13 diagnostischen Kriterien finden sich 5 Items der Hamilton-Depressionsskala; weitere 5 Kriterien beziehen sich auf die Wahnsymptomatik. Im Michigan-Diskriminationsindex wird kein zeitliche Bezugsrahmen für die Beurteilung der Querschnittssymptomatik angegeben. Ausschlußdiagnosen werden nicht genannt; offenbar ist für die Anwendung des Michigan-Diskriminationsindex die Diagnose eines depressiven Syndroms Voraussetzung. Feinberg und Carroll (1982) nahmen eine Kreuzvalidierung an einer unabhängigen Stichprobe vor, um die Gültigkeit des Michigan-Diskriminationsindex zu zeigen. Ebenso konnte die Validität dieser diagnostischen Differenzierung durch den Dexamethasonhemmtest ausgewiesen werden (gehäuft Nonsuppression bei endogen Depressiven).

Yale-Kriterien für autonome Depression: Eine weitere Variante empirisch abgeleiteter Definitionen endogener Depressionen wurde von eine Arbeitsgruppe in Yale vorgeschlagen: Nelson und Charney (1981) untersuchten in einer ausgedehnten Literaturrecherche, ob der Begriff der endogenen Depression durch empirische Studien gerechtfertigt ist. Beide Autoren stellten eine Übersicht

16

sämtlicher faktoren- und clusteranalytischen Untersuchungen von Symptom- und Merkmalslisten bei Kollektiven depressiver Patienten zusammen. Relativ einheitlich ergab sich dabei, daß Faktorenanalysen von Symptominventaren und Merkmalslisten neben einem Generalfaktor, der den Schweregrad des depressiven Syndroms abbildet, einen Faktor enthalten, der die Querschnittssymptomatik bei endogenen Depressionen (endogenomorphe Depressionen) darstellt. Die beiden Autoren haben jene 8 Symptome ausgewählt, die in der überwiegenden Anzahl der faktoren- und clusteranalytischen Studien übereinstimmend den endogenomorph-depressiven Faktor und das endogenomorph-depressive Cluster definieren (Leckman et al. 1984). Für die positive Diagnose müssen mindestens 5 der acht diagnostischen Kriterien erfüllt sein; die Festlegung dieses Cut-off-Punktes ist willkürlich.

Die diagnostischen Kriterien umfassen die Symptome der mangelnden Reaktivität der Stimmung, der Anhedonie und der depressiven Wahnsymptomatik. Da die Yale-Kriterien nur die Definition eines Subtyps depressiver Snydrome formulieren, sind weder Ausschlußkriterien noch Kriterien für die notwendige Dauer der Symptomatik angegeben. Die Yale-Kriterien sind vor allem in Familienstudien verwendet worden; die Ergebnisse dieser Studien weisen auf eine mögliche Validität der Yale-Kriterien hin (s. 2.2).

Operationalisierte Definitionen von klinischen Expertenkonzepten zu endogener Depression: Die RDC- (Spitzer et al. 1978), DSM-III (APA, 1980) und DSM-III-R-Kriterien (APA, 1987) für endogene Depression bzw. Melancholie sind ebenso wie die ICD-10-Kriterien für schwere Depression Versuche der operationalisierten Definition klinischer Expertenkonzepte; die genannten Diagnosesysteme sind aus einem Konsens verschiedener, unabhängig von einander arbeitender Experten hervorgegangen. Die ICD-10-Kriterien für schwere Depression werden in dieser Arbeit ebenfalls als eine Operationalisierung der endogenen Depression angesehen, da die angeführten diagnostischen Kriterien ein endogenomorphes Symptommuster beschreiben.

Die RDC-Kriterien für endogene Depression: Das erste operationalisierte Diagnosesysteme für psychische Erkrankungen waren in den USA die Feighner-Kriterien (Feighner et al. 1972). Diese Kriterien wurden von einigen Psychiatern von der Washington University Medical School in St. Louis vorgeschlagen. Die Feighner-Kriterien enthielten jedoch keine operationalisierte Definition der endogene Depression. Sie stellten die Grundlagen dar für die Entwicklung der Research Diagnostic Criteria (RDC), die 1978 von einer Arbeitsgruppe vorgelegt wurde (Spitzer et al. 1978), die außer den Autoren der Feighner-Kriterien noch Mitglieder der Columbia University in New York (R. Spitzer und J. Endicott) umfaßten. In den RDC-Kriterien findet sich im Gegensatz zu den Feighner-Kriterien eine operationalisierte Definition der endogenen Depression.

Amerikanische Psychiater hatten nämlich den Eindruck, daß Patienten mit einer endogenen Depression besser auf trizyklische Antidepressiva ansprechen als Patienten ohne eine endogene Depression; eine Übersichtsarbeit von Bielski und Friedel (1976) zur Pädiktion des Therapieansprechens bei ·Antidepressiva stimulierte in den USA das Interesse an diesem Diagnosekonzept. Der Diagnosevorschlag im RDC ist auf die Querschnittssymptomatik der endogenen Depression bezogen. Diagnostische Kriterien, die den Vorverlauf oder die Dauer der gegenwertigen Episode beschreiben, sind nicht enthalten. Ein weiteres Spezifikum der RDC-Kriterien ist, daß die wahnhafte depressive Symtomatik nicht als diagnostisches Kriterium für eine endogene Depression angesehen wird. Stattdessen wird im RDC vorgeschlagen, die wahnhafte Symtomatik in einem gesonderten Subtyp zu klassifizieren. Die Querschnittssymptomatik depressiver Syndrome, die zur Diagnose der endogene Depression nach RDC verwendet wird, umfaßt die psychomotorische Symptomatik, Schuldgefühle, die abnorme Qualität der depressiven Stimmung, Anhedonie und Interessenlosigkeit, Morgentief, mangelnde Reaktivität der Stimmung, Früherwachen, ausgeprägte Appetitminderung und Gewichtsabnahme.

Die endogene Depression wird in RDC als ein Subtyp des depressiven Syndroms eingeführt; sie setzt also das Vorliegen einer "major depression" (major depressiv disorder) voraus; diese diagnostische Kategorie setzt das Vorliegen der depressiven Symptomatik und von assoziierten Symptomen für die Zeit von mindestens 2 Wochen voraus. Das Vorliegen von schizophrenietypischen Symptomen während einer Episode mit depressiver Stimmung schließt die Diagnose einer "major depression" aus; stattdessen wird in diesem Fall entweder eine schizoaffektive Psychose oder eine Schizophrenie diagnostiziert. Die RDCDiagnose für endogene Depression ist die am häufigsten untersuchte und am häufigsten verwendete diagnostische Kategorie für endogene Depression. Die Vielzahl der bisher vorgelegten Studien läßt jedoch an der Validität dieser diagnostischen Einheit zweifeln (s. 2.2).

Melancholie nach DSM-III: Die DSM-III-Kriterien umfassen den Gesamtbereich psychischer Erkrankungen. Sie stellen eine Fortschreibung der RDC-Kriterien dar; DSM-III ist das offizielle Diagnosemanual der amerikanischen Psychiatriegesellschaft. Die Gruppe der Psychiater, die für die Definition affektiver Erkrankungen in DSM-III zuständig war, ist heterogener als die entsprechende Arbeitsgruppe für RDC. Die operationalisierte Definition von endogener Depression in DSM-III unterscheidet sich von derjenigen des RDC in folgender Hinsicht:

1. Der Term "endogen" wird vermieden; stattdessen wird die zur Diskussion stehende Krankheitskategorie "Melancholie" genannt.

2. Wie in RDC setzt in DSM-III die Diagnose einer Melancholie das Vorliegen einer "major depression" (Major-depressive-Episode) voraus. Im Gegensatz zur "major depression" nach RDC sind dabei Patienten mit depressiver Stimmung und gleichzeitigen psychotischen Symptomen nicht ausgeschlossen; lediglich Patienten mit einer reinen schizophrenenieformen Symtomatik in Abwesenheit einer affektiven Symtomatik werden ausgeschlossen. Weiterhin sind die Zeitkriterien in DSM-III schärfer als in RDC gefaßt.
3. Die Diagnose Melancholie nach DSM-III setzt das obligate Vorhandensein von Anhedonie und von mangelnder Reaktivität der Stimmung voraus; diese Bedingung ist auf die Arbeiten von Nelson und Charney (1982) zurückzuführen. Diese Autoren zeigten für diese Symptome eine zeitliche Stabilität und ein günstiges Ansprechen auf Antidepressiva. Die DSM-III-Kriterien der Melancholie wurden in einigen Therapiestudien und Familienstudien verwendet; eine eindeutige Validität diese Diagnosekategorie hat sich dabei nicht gezeigt.

Melancholie nach DSM-III-R: Das Diagnosesystem DSM-III-R stellt eine Fortschreibung des Diagnosesystems DSM-III dar. Wegen der zweifelhaften Validität der Diagnose Melancholie in DSM-III wurde eine neue Definition vorgeschlagen. Diese neue Definition unterscheidet sich von der DSM-III-Definition der Melancholie in folgender Hinsicht:

1. Es werden keine obligaten Kriterien für die Diagnose der Melancholie gefordert;
2. die diagnostischen Kriterien "abnorme Qualität der Stimmung" und "exzessive Schuldgefühle" wurden wegen mangelhafter Reliabilität eliminiert;
3. drei neue diagnostische Kriterien kommen in der DSM-III-R-Kategorie der Melancholie vor, die sich auf den bisherigen Verlauf der affektiven Erkrankung beziehen: unauffällige prämorbide Persönlichkeit, Vorphasen sowie früheres günstiges Ansprechen auf somatische Therapie.

Diese Diagnosekategorie ist in dieser Arbeit nicht empirisch untersucht worden, da die DSM-III-R-Kriterien zum Zeitpunkt des Beginns der in diese Arbeit vorgelegten Untersuchungen noch nicht bekannt waren.
Neben den operationalen Definitionen von Expertenkonzepten, die auf einem Konsens verschiedender Psychiater aus unterschiedlichen Einrichtungen basieren, sind einige Diagnosesysteme für endogene Depression vorgeschlagen worden, die sich lediglich als Operationalisierungen von diagnostischen Konzepten einzelner psychiatrische Kliniken verstehen: die Taylor-Abrams-Kriterien, die

Wiener Forschungskriterien und Operationalisierungen des Konzepts der endogene Depression von D.F. Klein.

Die Taylor-Abrams-Kriterien für endogene Depression (TAC): Die Taylor-Abrams-Kriterien (Taylor et al. 1981) sind vor den RDC-Kriterien entwickelt worden. Sie nehmen auf die Feighner-Kriterien Bezug. Die Arbeitsgruppe von Taylor und Abrams sahen nämlich ihre klinischen Konzepte psychiatrischer Erkrankungen in den Feighner-Kriterien nur unzureichend repräsentiert. Es sind nämlich in der Kategorie der primären Depression keine Kriterien vorhanden, die die zirkadiane Symptomatik beschreiben. Die Taylor-Abrams-Kriterien für endogene Depression setzen im Gegensatz zu RDC und DSM-III nicht die Diagnose einer "major depression" voraus; die Kriterien ähneln vielmehr den Diagnosekriterien für eine "major depression" nach RDC mit der Ausnahme, daß sie als diagnostisches Kriterium zirkadiane Störungen enthalten. Ein weiterer Unterschied zu RDC ist, daß beim Vorliegen einer hinreichenden Anzahl assoziierter depressiver Symptome die Diagnose einer endogenen Depression auch dann gestellt wird, wenn eine schizophrenieforme Symptomatik vorliegt; das hierarchische Verhältnis zwischen den Diagnosen der affektiven Erkrankungen und der schizophrenen Erkrankungen kehrt also die Schichtenregel von Jaspers um. Die Arbeitsgruppe von Taylor und Abrams hat einige empirische Untersuchungen zum Konzept der endogenen Depression vorgelegt (Taylor et al. 1981).

Das endogenomorph depressive Achsensyndrom der Wiener Forschungskriterien (VRC): Die Wiener Forschungskriterien wurden von Berner im Zusammenhang mit katamnestischen Studien für verschiedene psychische Störungen erarbeitet (Berner et al. 1983). Die Wiener Forschungskriterien für das endogenomorph-depressive Achsensyndrom fordern neben der depressiven Stimmung bzw. psychomotorischen Hemmung obligat das Vorhandensein zirkadianer Störungen und das Vorhandensein von Schlafstörungen. Die Betonung der zirkadianen Störung für die Diagnose der endogenen Depression ist in keinem anderen Diagnosesystem in vergleichbarer Form vorgenommen worden. Die Wiener Forschungskriterien fordern das Vorhandensein der depressiven Symtomatik für die Dauer von mindestens 6 zusammenhängenden Tagen innerhalb von 4 Wochen. Das Verhältnis zwischen affektiven und schizophrenen Erkrankungen wird in den Wiener Forschungskriterien nicht durch die Einführung einer diagnostischen Hierarchie geregelt; die Achsensyndrome sind gleichrangig und eine Überlappung zwischen beiden Syndromen wird als solche (schizoaffektive Psychose) gekennzeichnet.

Die Wiener Forschungskriterien für affektive Syndrome wurden bezüglich der Verlaufsvalidität von der Wiener Arbeitsgruppe untersucht (Katschnig und Selig 1985): depressive Syndrome, die den Bedingungen des endogenomorph-de pressiven Achsensyndroms genügen, unterscheiden sich dabei nicht eindeutig von anderen depressiven Syndromen.

Endogenomorphe Depression nach Klein: Klein hat postuliert (Klein, 1974), daß die zentrale Störung endogener Depressionen der Verlust des Interesses und die Anhedonie ist. Dieser Symptomkomplex soll nach Klein besonders gut auf die Therapie mit Imipramin (im Vergleich zur Placebotherapie) ansprechen.

Klein versuchte eine Konfundierung der Querschnittssymptomatik mit Vorverlaufsmerkmale zu vermeiden. Daher empfahl er, anstelle des vieldeutigen Begriffs der endogene Depression denjenigen der endogenomorphen Depression zu verwenden, der lediglich durch eine Querschnittssymptomatik charakterisiert wird. Quitkin et al. (1979) haben operationalisierte Diagnosekriterien für die endogenomorphe Depression nach Klein vorgelegt. Neben der genannten Kernsymptomatik endogenomorpher Depressionen werden auch weitere diagnostischen Kriterien für die endogenomorphe Depression angegeben (psychomotorische Hemmung). Ausschlußkriterien werden für die Diagnose einer endogenomorphen Depression nicht angegeben. Die Arbeitsgruppe um Klein hat die Kriterien für die endogenomorphe Depression in einigen Therapiestudien verwendet (Quitkin et al. 1979). Entsprechend der Hypothese von Klein fand sich ein günstigerer Verlauf bei endogenomorphen Depressionen unter trizyklischer Antidepressivatherapie.

Die endogene Depression nach der Hamilton-Endomorphizitätsskala (HES): Kovasc et al. (1981) und Thase et al. (1983) haben versucht, das Konzept der endogenomorphen Depression von Klein durch Items der Hamilton-Depressionsskala zu definieren. Aus der 24-Items-Skala von Hamilton wählten sie 8 Items aus; jedes Item hat maximal 5 Ausprägungen. Für den Summenscore dieser ausgewählten Items wurde ein Cut-off-Punkt für die Differenzierung zwischen endogenomorpher und nicht endogenomorpher Depression vorgeschlagen. Die Autoren postulieren, daß die Itemauswahl dem Konzept von Klein entspricht. Der Vergleich der ausgewählten Items mit der Arbeit von Klein (1972) und von Quitkin et al. (1979) läßt an der Gültigkeit dieser These zweifeln.

Die Anwendung der Hamilton-Endomorphizitätsskala erfordert keine Ausschlußkriterien und legt - wie die Hamilton-Depressionsskala - den zeitlichen Bezugsrahmen für die zu wertende Symptomatik mit 48 h fest. Für die Hamilton-Endomorphizitätsskala wurden von Thase et al. (1983) Daten vorgelegt, die die Validität dieser diagnostischer Definition stützen; eine andere Arbeitsgruppe (Zimmerman et al. 1985) konnte diese These nicht bestätigen.

Die vorgestellten operationalisierten Diagnosesysteme für endogene Depression stützen sich mehrheitlich ausschließlich auf die endogenomorphe Querschnittssymptomatik; 4 der Diagnosesysteme (die Newcastle-Skalen, die Bech-Skala II und DSM-III-R) berücksichtigen außerdem Vorverlaufskriterien und

Kriterien zur Auslösung der depressiven Episode. Die unterschiedlichen Diagnosesysteme unterscheiden sich erheblich - selbst wenn sie sich ausschließlich auf die endogenomorphe Querschnittssymptomatik stützen - bezüglich des relativen Anteils von depressiven Patienten, die die Diagnose der endogenen Depression erhalten (Philipp und Maier 1985); die unterschiedlichen Diagnosesysteme überlappen sich in sehr unterschiedlichem Ausmaß (Philipp und Maier 1985); für die geringen Überlappungsbereiche zwischen Paaren von Diagnosesysteme sind neben unterschiedlichen Definitionen der endogenomorphen Querschnittssymptomatik bzw. unterschiedlicher Berücksichtigung von Vorverlaufsmerkmalen vor allem die unterschiedlichen diagnostischen Algorithmen (Restriktivität des Cut-off-Punkts) verantwortlich. Die beiden Diagnosesysteme MDI und HES zeigen eine besonders niedrige Überlappung mit anderen Diagnosesystemen für endogene Depression; dies ist auf die erhebliche Kontamination des Konzepts der endogenen Depression und des Schweregrads der depressiven Symptomatik zurückzuführen (Maier et al. 1986). Dieser Mangel der beiden Diagnosesysteme beruht auf der Verwendung von Items der Hamilton-Skala als diagnostische Kriterien.

Nahezu alle operationalisierten Diagnosesysteme für endogene Depression beanspruchen, das klinische Konzept der endogenen Depression zu operationalisieren. Entsprechend ist für jedes der Diagnosesysteme eine hohe Überlappung mit der ICD-9-Diagnose einer endogenen Depression (affektive Psychose) zu erwarten. Das ist jedoch nicht der Fall (Maier et al. 1986, Philipp und Maier 1985). Der Grund für die relativ niedrige Übereinstimmung zwischen den operationalisierten Diagnosen und dem klinischen Konzept der endogenen Depression ist u. a. auf die unterschiedliche Gewichtung von Verlaufskriterien bei beiden Formen der Diagnosestellung zurückzuführen.

Andere Subtypisierungen depressiver Syndrome: In der Vergangenheit sind neben der endogenen und der neurotischen Depression auch andere Formen der Subtypisierung mit operationalisierten Definitionen vorgeschlagen worden. Einige beziehen sich auf die Charakterisierung der Querschnittssymptomatik innerhalb einer Episode: die Unterscheidung zwischen wahnhaften und nichtwahnhaften Depressionen und die Unterscheidung zwischen Depressionen, die mit Panikattacken assoziiert sind, und Depressionen ohne assoziierte Angstsymptomatik (Leckmann et al. 1983); ebenso bezieht sich die Charakterisierung einer depressiven Episode als atypisch auf die Querschnittssymptomatik (Liebkowitz et al. 1984). Die Mehrzahl der zu diskutierenden anderen Subtypisierungen charakterisiert den Vorverlauf einer depressiven Episode: die Unterscheidung zwischen bipolaren und unipolaren Depressionen, zwischen wiederkehrenden Episoden und einer einzelnen depressiven Episode, zwischen primären und sekundären Depressionen, zwischen situativ ausgelösten (reaktiven) und nicht situativ ausgelösten Depressionen. Einige neuere Formen der Subtypisierung sind die saisonalen Depressionen (APA, 1987) und die sog. "double depression" (Keller et al. 1983).

Alle diese Subtypisierungen sind in den klassischen klinischen Konzepten endogener Depressionen enthalten: endogene Depressionen sind idealtypisch nichtsituativ ausgelöst, treten primär auf und zeigen einen episodenhaften Verlauf; der Querschnittssymptomatik ist idealerweise nicht von einer ausgeprägten Angstsymptomatik überlagert und zeigt keine atypischen Züge. Wahnhafte Depressionen und bipolar verlaufende depressive Erkrankungen wurden bevorzugt als endogene Depressionen klassifiziert. Die Komplexität des klassischen Konzepts, das multiple Vorverlaufsmerkmale und eine mehrdimensionale Querschnittssymptomatik beinhaltet, erschwert die Validitätsprüfung. Sowohl im Fall der Validität als auch im Fall der Invalidität dieses Konzepts muß unklar bleiben, welches der diagnostischen Bestimmungsstücke für das Ergebnis verantwortlich ist. Daher wird das komplexe klinische Konzept in seine Elemente zerlegt; Klassifikationen werden nach diesen Einzelelementen durchgeführt; die Validität von jeder der auf dieser Weise entstandenen Subtypisierungen ist gesondert zu untersuchen.

Im folgenden werden operationalisierte Definitionen von Subtypisierungen depressiver Syndrome vorgestellt, die sich nicht auf die endogenomorphe Querschnittssymptomatik beziehen. Da zwischen den verfügbaren Diagnosesystemen kein erheblicher Unterschied zwischen den verschiedenen Versionen einer solchen Subtypisierung besteht, wird auf eine polydiagnostische Darstellung verzichtet.

Wahnhafte depressive Syndrome: Die wahnhafte depressive Symptomatik war im Rahmen des klassischen klinischen Konzepts der endogenen Depression ein eindeutiger Hinweis auf das Vorliegen einer endogenen Depression oder einer anderen endogenen Psychose, soweit organische Ursachen ausgeschlossen werden konnten. Die RDC-Kriterien (Spitzer et al. 1978) haben erstmals das Symptom des depressiven Wahns als Kriterium für eine gesonderte Subtypisierung eingeführt. Dabei ist die Wahnsymptomatik als synthymer Wahn definiert; Patienten mit einer depressiven Symptomatik und einer Wahnthematik, die sich nicht auf die klassischen Themen des depressiven Wahns bezog, werden vorwiegend als schizoaffektive Psychosen (RDC) klassifiziert. Auch in DSM-III und in DSM-III-R ist eine gesonderte Gruppe von Patienten mit wahnhafter "major depression" ausgewiesen; in DSM-III erfolgt eine weitere Unterteilung nach stimmungskongruenten und stimmungsinkongruenten psychotischen Symptomen. Der Grund für diese weitere Subtypisierung ist, daß wegen des Fehlens einer eigenen Kategorie schizoaffektiver Erkrankungen in DSM-III auch depressive Syndrome mit nichtsynthymen Wahnthemen oder Halluzinationen mit nicht synthymen Themen, als psychotische "major depression" klassifiziert werden. Patienten, die dieser Gruppe zugeordnet werden, werden in DSM-III als "major depression" mit stimmungsinkongruenten phobischen Zügen bezeichnet.

Mehrere der oben genannten Diagnosesysteme für endogene Depression, die depressive Wahnsymptomatik als diagnostischen Hinweis für das Vorliegen einer endogenen Depression werten, verzichten auf die Einführung einer gesonderten Gruppe von Depressionen mit psychotischen Symptomen. Allerdings konnte in Therapiestudien die Validität des Subtyps "major depression" mit psychotischen Symptomen gezeigt werden, daß unter einer Monotherapie mit Trizyklika ein ungünstigerer Verlauf zu beobachten ist als bei einer "major depression" ohne psychotische Symptome); fraglich ist, ob dieser Befund eine Ausgliederung der Wahnsymptomatik aus der endogenomorphen Symptomatik begründet.

In die nachfolgenden empirischen Untersuchungen werden Patienten mit schioaffektiven Psychosen nach RDC oder mit "major depression" und stimmungsinkongruenten psychotischen Symptomen nach DSM-III ausgeschlossen.

Unipolare vs. bipolare Depression: Die Unterscheidung zwischen unipolaren und bipolaren affektiven Erkrankungen geht auf Kleist und Leonhard zurück; beide hielten das Kraepelinsche Konzept einer manisch-depressiven Erkrankung, die unipolare und bipolare Verlaufsformen umfaßt, für zu heterogen. Leonhard schlug (1957) vor, zwischen 3 Verlaufstypen zu unterscheiden: unipolaren Depressionen, unipolaren Manien und bipolaren affektiven Erkrankungen. Angst (1966) und Perris (1966) schlugen vor, unipolar verlaufende Manien als bipolare affektive Erkrankungen zu klassifizieren. Diese Autoren haben auch erstmals der Validität der Unterscheidung zwischen unipolaren und bipolaren affektiven Erkrankungen nachgewiesen: Familienstudien zeigen eine höhere familiäre Belastung mit bipolaren Sekundärfällen bei bipolaren affektiven Erkrankungen (Angst, 1968). Allerdings sind diese Ergebnisse nicht unwidersprochen geblieben (s. 2.4).

Die Unterscheidung zwischen unipolaren und bipolaren affektiven Erkrankungen wurde auch in die operationalisierten Diagnosesysteme RDC, DSM-III, DSM-III-R und ICD-10 aufgenommen. In RDC wurde außerdem der Subtyp der "major depression", bipolar II, eingeführt. Diese Patientengruppe ist durch das Auftreten einer maniformen Symptomatik gekennzeichnet, die nicht die Kriterien einer manischen Episode erfüllen (Dauer der maniformen Symtomatik weniger als eine Woche oder hypomaner Affekt mit einer zu geringen Anzahl von Begleitsymptomen). Die diagnostische Validität affektiver Erkrankungen vom Subtyp bipolar II ist in einer Reihe von Studien belegt worden (Dunner 1980; Coryell et al. 1986). In DSM-III und DSM-III-R wird dieser Subtyp jedoch nicht angeführt.

Die nachfolgenden empirischen Studien orientieren sich bei der Typisierung bipolarer affektiver Erkrankungen an DSM-III; für diese Diagnose wird eine volle manische Episode gefordert (DSM-III). Insbesondere wird die Gruppe der affektiven Erkrankungen (bipolar II) nicht aus der Gruppe der unipolar depressiven Patienten ausgegrenzt.

Primäre vs. sekundäre Depression: Die Unterscheidung zwischen primärer und sekundärer Depression geht auf Woodroff et al. (1967) und auf Munro (1966) zurück. Sekundäre Depressionen sind dabei solche, denen nichtaffektive psychiatrische Erkrankungen vorausgehen, während primäre Depressionen keine nichtaffektive Vorläufererkrankungen aufweisen. Die erste operationalisierte Version dieser diagnostischen Unterscheidung findet sich in den Feighner-Kriterien (Feighner et al. 1972); diese Definition wurde in die RDC-Kriterien übernommen. Die RDC-Version wird in der vorliegenden Studie angewendet.

Die Gruppe der sekundären Depressionen ist bezüglich der Art der nicht-affektiven Vorerkrankungen heterogen. In den empirischen Studien, die die diagnostische Unterscheidung zwischen primären und sekundären Depressionen untersuchen, waren die häufigsten nichtaffektiven Vorerkrankungen sekundärer Depressionen Alkohol- oder Drogenabhängigkeit bzw. -abusus. Diese diagnostische Differenzierung zeigte in Familienstudien ihre Validität: Patienten mit sekundären Depressionen haben mehr Angehörige mit Alkoholabusus als Patienten mit primären Depressionen; ebenso wird ein früher Erkrankungsbeginn sekundärer Depressionen postuliert (Winokur et al. 1988). Die Validität dieser Diskriminierung bezüglich verlaufsbezogener Validierungskriterien ist zweifelhaft (siehe Übersicht bei Angst 1987; Winokur et al. 1988).

Wiederkehrende depressive Episoden vs. singuläre depressive Episoden: Kraepelin glaubte in der Verlaufsform der wiederkehrenden Episoden depressiver Erkrankungen einen Hinweis auf eine zugrundeliegende biologische bzw. körperliche Ursache der affektive Erkrankung sehen zu können; entprechend wurden Patienten mit episodenhaftem Verlauf als solche mit manisch-depressiver Erkrankung klassifiziert. Dasselbe Motiv war entscheidend für die Einführung der Kategorie der wiederkehrenden depressiven Episoden in RDC, in DSM-III, in DSM-III-R und in ICD-10. Die Differenzierung zwischen wiederkehrenden und einzelnen Episoden setzt nach diesen Diagnosemanualen einen unipolaren Verlauf voraus. Eine Verlaufsstudie und einige Familienstudien weisen auf die Validität der Diagnose "wiederkehrende "major depression"" hin (Keller und Shapiro, 1981; Leckman et al. 1984). Im folgenden wird abweichend von den genannten Diagnosesystemen stets dann eine wiederkehrende "major depression" diagnostiziert, wenn entweder mindestens 2 depressive Episoden oder eine depressive und eine manische Episode vorlagen; denn die untersuchten

Stichproben (Therapie- und Verlaufsstudie) umfassen unipolare und bipolare Depressionen. Im folgenden orientieren wir uns an DSM-III.

Reaktive (situative) Depression: Situativ bedingte Depressionen (reaktive Depression, depressive Reaktion) definieren nach klassischer Lehrbuchmeinung eine ätiologisch eigenständige Erkrankung: in ICD-9 werden entsprechend depressive Reaktionen strikt von endogenen Depressionen (affektiven Psychosen) getrennt. In RDC wird die reaktive (situative) Depression als ein Subtyp der "major depression" eingeführt; dabei wird das Verhältnis verschiedener Subtypen untereinander nicht weiter festgelegt. Diese erste operationalisierte Version des Konzepts "reaktive Depression" stimulierte Untersuchungen zur Validität dieser Diagnose. Es konnte festgestellt werden, daß die endogenomorphe depressive Querschnittssymptomatik entgegen dem klassischen Konzept bei der reaktiven Depression häufig vorkommt: die Validität der Diagnose "reaktive Depression" konnte aber nicht bestätigt werden (Hirschfeld et al. 1985).

Depression mit Panikattacken: Das hierarchische Verhältnis zwischen affektiven und Angsterkrankungen, das alle Diagnosesysteme vor 1986 gleichermaßen unterstellen, wurde durch Ergebnisse der Yale Family Study in Zweifel gezogen (Leckman et al. 1983). Für die Gruppe der "major depression", die zusätzlich mit Panikattacken assoziiert waren, wurde ein erhöhtes Risiko für affektive Erkrankungen beobachtet. Dieser erste Hinweis auf die Validität des Subtyps ""major depression" mit Panikattacken" wurde mittlerweile durch die Ergebnisse einer Familien- und Verlaufsstudie teilweise bestätigt (Coryell et al. 1988). Den durch diese Studien induzierten Zweifeln am hierarchischen Verhältnis zwischen affektiven und Angsterkrankungen trug die Revision von DSM-III (DSM-III-R) Rechnung. In den folgenden Untersuchungen wird der Subtyp "major depression" mit Panikattacken bereits dann diagnostiziert, wenn neben einer "major depression" mindestens eine Panikattacke vorlag.

Neben den Subtypisierungen depressiver Syndrome ("major depression") sind weitere Subtypisierungen vorgeschlagen worden: atypische vs. typische Depression (Liebkowitz et al. 1985), "major depression" mit frühem vs. spätem Beginn, (Price et al. 1987) chronifizierende "major depression" vs. nichtchronifizierende Depression (Keller et al. 1983). In DSM-III-R wurde außerdem die Kategorie "saisonale Depression" aufgenommen (APA, 1987). Da diese Subtypisierungen nicht Gegenstand der folgenden Untersuchungen sind, werden sie nicht näher diskutiert.

2.2 Reliabilität der diagnostischen Klassifikation

Untersuchungen zur Validität der Diagnosesysteme setzen Untersuchungen zur Reliabilität der diagnostischen Beurteilung voraus. Bei einer unzureichenden Reliabilität der diagnostischen Beurteilung können möglicherweise bestehende Unterschiede zwischen diagnostischen Untergruppen, die zur Validität beitragen, nicht gefunden werden. Die Kenntnis der Reliabilität von diagnostischen Beurteilungen im Rahmen einzelner Klassifikationssysteme erlaubt im Fall einer beobachteten mangelnden Validität des Systems zwischen 2 folgenden Erklärungsmöglichkeiten zu differenzieren:

1. Eine unzureichende Reliabilität ist mitverantwortlich für die mangelnde Validität oder
2. die mangelnde Validität wurde beobachtet trotz ausreichender Reliabilität.

In jedem der beiden Fälle wären die zu ziehenden Konsequenzen unterschiedlich: Reliabilitätsmängel können durch eine Verbesserung der diagnostischen Definitionen oder durch bessere Schulung der Beurteiler behoben werden; die mangelnde Validität trotz ausreichender Reliabilität ist ein Hinweis auf die Invalidität der zugrundeliegenden diagnostischen Konzepte und stellt damit deren Relevanz in Frage.

Zur Sicherung der Reliabilität von Diagnosen wurden zahlreiche halbstrukturierte oder strukturierte Interviews entwickelt. Der Zweck ist, die Informationsvarianz durch Standarisierung der Explorations- und Beurteilungssituation zu reduzieren; durch strukturierte Interviews kann auch die Beurteilervarianz insofern reduziert werden, als durch die Angabe obligatorischer und fakultativer Fragen der Interpretationsspielraum für die diagnostischen Kriterien eingeschränkt wird.

Das erste strukturierte Interview zur diagnostischen Beurteilung war das SADS zur Feststellung von RDC-Diagnosen (Endicott et al. 1978). Diesem strukturierten Interview folgten weitere, z. B. das Diagnostic Interview Schedule (Robins et al. 1982) für RDC/DSM-III-Diagnosen und das Structured Clinical Interview for DSM-III-Diagnoses (Spitzer and Williams, 1983). Das älteste strukturierte Interview, das PSE (Wing et al. 1974), ist dagegen nicht auf ein vorbestehendes Klassifikationssystem bezogen.

Trotz der langen Tradition strukturierter Interviews fehlen bislang empirische Belege für eine deutliche Verbesserung der Reliabilität der diagnostischen Beurteilung bei Verwendung strukturierter Interviews. Hierfür wären Studien nötig, die die Klassifikation aufgrund strukturierter Interviews mit der Klassifikation aufgrund von Checklisten bezüglich der Übereinstimmung zwischen verschiedenen Beurteilern vergleichen.

Für affektive Erkrankungen wurde in einer Multicenterstudie für das DSM-III-Manual ohne die Verwendung strukturierter Interviews ein Reliabilitätskoeffizient (Kappa) von .80 ermittelt (Spitzer et. al. 1980); dieser Koeffizient bezieht sich nur auf die Zuordnung dieser umfassenden Krankheitskategorie (z. B. affektive Erkrankungen), jedoch nicht auf Subtypisierungen (z. B. Melancholie, wahnhafte Depression), und entspricht einer Übereinstimmung zwischen verschiedenen Beurteilern von etwa 90%.

Diese Übereinstimmung ist für eine Multicenterstudie so ausgeprägt, daß eine weitere Steigerung der Reliabilität der Zuordnung zu der Gruppe affektiver Erkrankungen aufgrund strukturierter Interviews kaum möglich erscheint. Für Subtypen des depressiven Syndroms ist allerdings eine deutlich niedrigere Reliabilität zu erwarten; z. B. erfordert die Diagnosestellung endogenomorpher Depressionen die Beurteilung von Kriterien wie "abnorme Qualität der depressiven Verstimmung" oder der prämorbiden Persönlichkeit (z. B. in den Newcastle-Skalen); es bestehen Hinweise auf eine relativ niedrige Reliabilität dieser Kriterien (Katschnig et al. 1986), wenn keine strukturierten Interviews verwendet werden. Möglicherweise können strukturierte Interviews die Reliabilität der Subtypisierung depressiver Syndrome sichern.

2.3 Validierung der Subtypisierungen depressiver Syndrome

Diagnostische Differenzierungen haben dann Bedeutung, wenn sie valide sind. Robins und Guze (1970) und Angst (1987) nennen als wesentliche Validierungskriterien:

a) Verlauf und Prognose,
b) biologische Variable und hier u. a. Labortests und Studien zur familiären Belastung.

Während Robins und Guze (1970) daneben auch die deskriptive Validität (Differenzierungsfähigkeit zwischen verschiedenen Erkrankungen, Operationalisierbarkeit durch diagnostische Kriterien) herausstellen, nennt Angst (1987) zusätzlich die therapeutische Ansprechbarkeit auf Psychopharmaka, Elektroschocks und Psychotherapie als wesentliche Validierungskriterien. Die zuletzt genannten Validierungskriterien können sich dabei an der langfristigen, prophylaktischen Therapie oder an der Therapie akuter Syndrome orientieren. In dieser Arbeit wird das Kriterium "therapeutische Ansprechbarkeit" nur bezüglich der Akuttherapie mit trizyklischen Antidepressiva verwendet, da lediglich hierfür Daten vorgelegt werden.

Im folgenden werden wir uns auf die Validierungskriterien "Langzeitverlauf", "Ansprechen auf antidepressive Therapie" und "familiäre Belastung" beschränken.

Die Kriterien "deskriptive Validität" und "Labortests" bzw. biochemische Befunde sind bereits an anderer Stelle ausführlich diskutiert (Philipp und Maier 1987, Philipp et al. 1986).

2.4 Validierungskriterium "Therapieansprechen"

Bereits zu Beginn der Psychopharmakaära wurde die These entwickelt, daß endogene Depressionen besser auf eine antidepressive Pharmakotherapie ansprechen als andere Formen depressiver Syndrome. Noch vor Entwicklung der operationalisierten Diagnosesysteme wurden einige Studien vorgelegt, die diese These stützten (Bielsky and Friedel, 1976). Ebenso wurde postuliert, daß endogene Depressionen besser auf andere Formen somatischer Therapie - insbesondere auf die Elektrokrampftherapie - ansprechen (Kiloh et al. 1966). Nach Entwicklung der ersten operationalisierten Diagnosesysteme (insbesondere RDC) wurden diese Hypothesen erneut eingehend untersucht. Die These eines besseren Therapieansprechens endogener Depressionen auf trizyklische Antidepressiva konnte in der Mehrheit der Studien, die operationalisierte Diagnosesysteme verwenden, nicht bekräftigt werden. Lediglich in 2 Studien, denen die Verwendung der Newcastle-Skala I zugrunde lag, fand sich für endogene Depressionen ein günstigerer Therapieverlauf (s. Tabelle 1); dieser Befund konnte jedoch von Zimmerman et al. (1986), Philipp et al. (1985) und Philipp und Maier (1988) nicht reproduziert werden. Sämtliche Studien, die mit den Diagnosemanualen RDC (5 Studien) oder DSM-III (3 Studien) arbeiteten (s. Tabelle 1), konnten keinen signifikanten Unterschied zwischen endogenen und nicht endogenen Depressionen bezüglich des Ansprechens auf eine trizyklische Antidepressivatherapie feststellen.

In der Studie von Davidson et al. (1988) wurde die Wirksamkeit von Isocarboxazid - ein MAO-Hemmer - mit der von Placebo sowohl für endogene als auch für nicht endogene depressive Episoden verglichen; die Diagnosesysteme DSM-III, RDC, Newcastle-Skala I und Michigan-Diskriminationsindex wurden angewendet. Für alle Formen der nicht endogenen "major depression" war die Wirksamkeit von Placebo der des MAO-Hemmers unterlegen, während endogen-depressive Patienten (DSM-III und Newcastle-Skala I) keine signifikanten Placebo-Verum-Differenzen aufwiesen. Diese Studie vergleicht zwar nicht direkt die relative Wirksamkeit von Isocarboxazid zwischen endogen- und nicht endogen-depressiven Patienten, sie gibt jedoch keinen eindeutigen Hinweis auf eine prädiktive Validität der Diagnose "endogene Depression". Die analoge Aussage gilt für die Subtypisierung nach dem gleichzeitigen Vorliegen von Panikattacken (Davidson et al. 1988). Joyce und Paykel (1989) schlagen aufgrund einer Studie (Abou-Saleh and Coppen 1983), die eine dimensionale Charakterisierung der endogenen Depression vornahm, eine Erklärung für die mangelnde Überein-stimmung zwischen den vorgenannten Studien vor: endogene Depressionen zer-fallen in 2 Untertypen, wobei der Subtyp mit ausgeprägtem Schweregrad relativ schlecht, der Subtyp mit mittlerem Schweregrad jedoch besonders gut auf pharmakologische Therapie ansprechen.

Tabelle 1: Validierung von Subtypisierungen depressiver Episoden mit dem Kriterium "Therapieresponse während der Episode" bisher publizierter Studien.

Subtypisierung	trizyklische Antidepressiva
endogene vs. nicht endogene Depression	positiv (erhöhte Responserate bei endogener Depression): (neurotische) Rac and Coppen 1981; Karg-Sorensen et al., 1973 negativ: Zimmerman et al., 1986; Steward et al, 1983; Razani et al. 1983;Paykel et al. 1982; Coryell and Turner 1985; Philipp et al. 1985; Philipp and Maier 1988
unipolare vs. bipolare Depression	--- ---
wahnhafte vs. nicht wahnhafte Depression):	positiv (schlechtere Responserate bei wahnhafter Depression):--- Coryell and Turner 1985; Spitzer et al 1985; Charney and Nelson 1981; Nelson et al. 1984; Glassmann and Rose1981: RDC

Tabelle 1 (Fortsetzung)

Subtypisierung	trizyklische Antidepressiva
	negativ: Howard et al. 1985
primäre vs. sekundäre Depression):	positiv (schlechtere Response bei sekundärer Depression):--- Coryell and Turner, 1985 negativ: Steward et al 1983
reaktive vs. nichtreaktive Depression	positiv (verminderte Response bei reaktiver Depression):--- negativ: Steward et al. 1983; Prusoff et al. 1980
Depression mit Panikattacken vs. ohne Panikattacken	positiv (verminderte Response bei Panik- attacken): --- negativ: Davidson and Pelton 1983
Depression mit 1 Episode vs. mit mehreren Episoden	positiv (vermindert bei Erstepisode): Roose et al 1986 negativ: Steward et al 1983

Relativ eindeutig sind die Befunde zum Therapieansprechen bei wahnhaften Depressionen: es liegen zahlreiche Studien vor, die für die RDC-Kategorie der psychotischen Depression (synthymer Wahn) einen ungünstigeren Therapieverlauf unter ausschließlicher Applikation trizyklischer Antidepressiva feststellten, als für nicht wahnhafte Depressionen. Die Studie von Howard et al. (1985) relativierte allerdings den Befund: nach 6wöchiger Therapie mit Trizyklika war kein signifikanter Unterschied im Therapieansprechen zwischen wahnhaften und nicht wahnhaften Depressionen festzustellen; gleichzeitig konnte innerhalb der ersten 3 Wochen der Behandlung ein schlechteres Ansprechen der Patienten mit psychotischer Depression beobachtet werden.

Widersprüchliche Ergebnisse liegen für die Differenzierung zwischen primären und sekundären Depressionen vor: während Coryell and Turner (1985) ein günstigeres Ansprechen von primären Depressionen auf Pharmakotherapie konstatierten, fanden Steward et al. (1983) keinen signifikanten Unterschied zwischen beiden Gruppen depressiver Patienten.

Die Unterscheidung zwischen situativen (reaktiven) und nichtsituativen Depressionen war in 2 Studien nicht prädiktiv für den Therapieverlauf: Prusoff et al. (1980) und Steward et al. (1983) konnten für nichtsituative (reaktive) Depressionen keinen günstigeren Therapieverlauf beobachten. Für die Unterscheidung nach einer einmaligen und einer wiederkehrenden "major depression" fanden sich widersprüchliche Ergebnisse (Roose et al. 1986, Steward et al. 1983). Davidson und Pelton (1986) untersuchten die Wirksamkeit von Antidepressiva bei verschiedenen Definitionen von atypischer Depression. Sie fanden für "major depression" mit Panikattacken weder für trizyklische Antidepressiva noch für MAO-Hemmer Besserungsraten, die sich zwischen beiden diagnostischen Gruppen unterschieden. Für andere Subtypisierungen depressiver Syndrome liegen keine, uns zugänglichen Studien mit operationalisierten Diagnosesystemen zum Ansprechen auf trizyklische Antidepressiva vor.

Zusammenfassend kann festgestellt werden, daß bei den Therapiestudien, die operationalisierte Diagnosesysteme verwenden, vor allem der Subtyp der wahnhaften Depression (synthymer Wahn) als Prädiktor für ein ungünstiges Ansprechen auf trizyklische Antidepressiva (Monotherapie) angesehen werden kann; dieser Subtyp ist bezüglich des Kriteriums des Therapieansprechens auf Antidepressiva während der depressiven Episode nach der überwiegenden Mehrheit der Studien valide. Strittig ist weiterhin der Status endogener Depressionen beim Voraussagen des Therapieerfolgs: offenbar spielt die Wahl des diagnostischen Systems eine wesentliche Rolle (Newcastle-Skala I oder RDC bzw. DSM-III). Für eine Vielzahl von Diagnosesystemen für endogene Depression liegen keine entsprechenden Studien vor. Polydiagnostische Studien sind unter dieser Bedingung besonders sinnvoll; solche Studien liegen jedoch bisher noch nicht vor. Weiterhin bedarf die Relevanz der Unterscheidung zwischen primärer und sekundärer Depression für die Voraussage des Therapieansprechens weiterer Abklärung. Therapiestudien mit neu entwickelten Subtypisierungen depressiver Syndrome (z. B. "major depression", die durch das gleichzeitige Vorliegen von Panikattacken charakterisiert ist) sind notwendig, um die Validität dieser Subtypisierungen zu prüfen.

2.5 Validierungskriterium "Langzeitverlauf"

Der Langzeitverlauf depressiver Syndrome ist heterogen; ein Verlaufstyp der depressiven Syndrome ist episodisch, ein anderer chronifizierend; beide idealtypischen Formen depressiver Erkrankungen kommen in den publizierten Verlaufsstudien relativ häufig vor: die Mehrzahl der depressiven Syndrome zeigt einen episodenhaften und mindestens 10% der depressiven Syndrome zeigen einen chronifizierenden Verlauf (Angst, 1987); auch Kombinationen dieser beiden Verlaufstypen kommen vor (zunächst episodischer Verlauf und dann Chronifizierung im Rahmen einer sog. sekundären Neurotisierung). In den Verlaufsstudien haben sich in den letzten Jahren 2 Parameter zur Charakterisierung des Verlaufs affektiver Erkrankungen herausgebildet: Dauer einer Episode und Dauer des episodenfreien Intervalls (Keller et al. 1982). Ein Überblick über die publizierten prospektiven Verlaufsstudien (Lavori et al. 1984) ergab die folgenden Verlaufsmerkmale depressiver Syndrome: der Median der Dauer einer Episode ist 6 Monate, der Median des episodenfreien Intervalls ist 3 Jahre.

Im Rahmen der nichtoperationalisierten klinischen Diagnostik, wie sie z. B. im ICD-9 niedergelegt ist, werden endogene Depressionen sowohl durch einen charakteristischen Querschnittsbefund als auch durch einen episodenhaften Verlauf gekennzeichnet. Dieses klassische Konzept der endogenen Depression impliziert eine prospektiv prüfbare Hypothese: die Diagnose einer endogenen oder endogenomorphen Depression prädiziert eine raschere Remission der Episoden und ein frühzeitigeres neuerliches Auftreten von Episoden depressiver Syndrome.

Die meisten prospektiven Verlaufsstudien, die zur Prüfung dieser Hypothese durchgeführt wurden, hatten ein negatives Ergebnis: endogene Depressionen waren im Vergleich zu nicht endogenen Depressionen weder durch eine kürzere Episodenlänge noch durch eine kürzere Intervallänge gekennzeichnet (s. Tab. 2). Lediglich die Studie von Cereoni et al. (1984) berichtet für endogene Depressionen eine kürzere Intervallänge als für neurotische Depressionen. Eine weitere Studie zum Langzeitverlauf (15 Jahre) depressiver Erkrankungen, die eine dimensionale, empirisch abgeleitete Subtypisierung des Ausgangsbefundes zugrundelegte, konnte die genannte Hypothese insofern bestätigen, als Patienten auf dem "psychiatrischen" Pol (entspricht einer Variante endogener Depression) eine deutlich erhöhte Rezidivneigung zeigten (Lee and Murray 1988).

Auch reaktive Depressionen zeigen im Vergleich zu nichtreaktiven Depressionen im prospektiv erfaßten Langzeitverlauf keinen Unterschied: weder die Studie von Hirschfeld (1981) noch die Studie von Keller und Shapiro (1982) zeigten zwischen diesen beiden Subtypen depressiver Syndrome Verlaufsunterschiede.

Tabelle 2: Validierung von Subtypisierungen depressiver Episoden mit dem Kriterium "Langzeitverlauf" bisher publizierter Studien

Subtypisierung	Episodenlänge
endogene vs. nicht endogene (neurotische Depression)	positiv (kürzer bei endogener Depression): Ceroni et al. 1984 negativ: Keller and Shapiro 1981 a,b) Copeland 1984; Katschnig and Seelig 1985
unipolare vs. bipolare Depression	positiv (kürzer bei bipolarer Depression): Shapiro and Keller 1981 a,b; Angst 1973, 1980, 1986 negativ: Katschnig and Seelig 1985
wahnhafte vs. nicht wahnhafte Depression	positiv (länger bei wahnhafter Depression): Coryell and Tsuang 1982; Robinson and Spitzer 1985 negativ: Keller and Spahiro 1981
primäre vs. sekundäre Depression	positiv (länger bei sekundärer Depression): - negativ: Keller and Shapiro 1981
reaktive vs. nicht reaktive Depression	positiv (kürzer bei reaktiver Depression): --- negativ: Hirschfeld 1981
Depression mit Panikattacken vs. ohne Panikattacken	--- ---
Depression mit 1 Episode vs. mit mehreren Episoden	positiv (länger bei mehreren Episoden): Angst 1978, 1980, 1986 negativ: Keller and Shapiro 1981

Für die Differenzierung zwischen unipolaren und bipolaren Depressionen wurden dagegen ausgeprägtere Unterschiede im Langzeitverlauf beobachtet: insbesondere die Studien von Angst (1980, 1987) zeigten, daß bipolare Depressionen eine kürzere Episodenlänge und ein kürzere Intervallänge aufweisen; die Studien von Keller und Shapiro (1981) konnten bestätigen, daß bipolare Depressionen eine kürzere Episodenlänge besitzen. Allerdings konnten die letztgenannten Autoren nicht bestätigen, daß die Intervallänge bei bipolar verlaufenden Depressionen kürzer ist. Auch der Befund der kürzeren Episodenlänge bei bipolar verlaufenden Depressionen ist nicht unwidersprochen geblieben (Katschnig und Seelig, 1985).

Ebenso kontrovers sind die Befunde zum Langzeitverlauf bei anderen Subtypisierungen depressiver Syndrome. Bei wahnhaften Depressionen konnten einerseits Coryell und Tsuang (1982) und Robinson und Spitzer (1985) eine längere Dauer der Episode beobachten als bei nicht wahnhaften Depressionen; Robinson und Spitzer fanden darüber hinaus eine kürzere Intervallänge; dieser letztgenannte Befund wurde jedoch von Keller und Shapiro (1982) nicht bestätigt. Keller und Shapiro konnten auch die Hypothese einer kürzeren Episodenlänge bei nicht wahnhaften Depressionen nicht bekräftigen.

Strittig ist auch die Verlaufsvalidität der Differenzierung zwischen primären und sekundären Depressionen: 1978 stellte Akiskal eine höhere Remissionsrate bei primären Depressionen fest; Keller und Shapiro (1981) und ebenso Clayton (1986) beobachteten dagegen keinen Unterschied im Verlauf dieser beiden Subtypen.

Zwei Studien berichten, daß Depressionen, die im Vorverlauf bereits mehrere Episoden aufweisen, prospektiv eine kürzere Dauer des episodenfreien Intervalls zeigen (Angst et al. 1980; Keller und Shapiro 1982); dieser Befund wurde bislang in keiner empirischen Studie widerlegt. Widersprüchliche Befunde liegen dagegen für Hypothesen zum Zusammenhang zwischen der Episodenhäufigkeit im Vorverlauf und der Länge einer gegebenen Episode vor: während Angst (1980, 1987) in mehreren Studien eine fortschreitende Verlängerung der Episoden bei wiederholter Manifestation feststellte, konnte dieser Befund von Keller und Shapiro (1981) nicht erhärtet werden.

Eine prospektive Verlaufsstudie liegt zum Subtyp der mit Panikattacken assoziierten "major depression" vor: Coryell et al. (1988) berichten für diesen Subtyp eine längere Dauer der Episode nach der Indexuntersuchung; zur Dauer des episodenfreien Intervalls werden keine Angaben gemacht.

Keine der vorgeschlagenen Subtypisierungen depressiver Syndrome kann also bisher eine gesicherte Validität bezüglich des Langzeitverlaufs beanspruchen. Eine weitere Untersuchung der Verlaufsvalidität von Subtypisierungen depressiver Syndrome ist lohnend: viele der diskutierten prospektiven Verlaufsstudien verwenden keine explizit operationalisierten Kriterien; viele der in der Vergangenheit vorgeschlagenen operationalisierten Diagnosesysteme für endogene Depressionen wurden bisher noch nicht auf ihre Verlaufsvalidität geprüft; bei einigen der diskutierten prospektiven Verlaufsstudien mit operationalisierten Diagnosesystemen bestehen Mängel, die die Interpretierbarkeit der Daten einschränken; so zeigten in der Studie von Keller und Shapiro (1981) etwa 90% der untersuchten Patienten mit depressiven Syndromen (n=100) ein endogenomorphes Querschnittsbild "(endogenous type)"; die geringe Anzahl von nicht-endogenen Depressionen in dieser Studie (n=10) reduziert erheblich die Differenzierungsfähigkeit zwischen den beiden Patientengruppen.

2.6 Validierungskriterium "familiäre Belastung"

Die Unterscheidung zwischen uni- und bipolaren depressiven Episoden hat in der überwiegenden Mehrheit von Familienstudien eine ausgeprägte Validität bezüglich der familiären Belastung mit affektiven Erkrankungen gezeigt. Die Studien von Angst und Perris (1968) berichteten erstmals über eine vermehrte familiäre Häufung bipolarer depressiver Sekundärfälle bei bipolar depressiven Patienten; gleichzeitig wurde von der St.-Louis-Gruppe (Winokur et al. 1969) derselbe Befund berichtet. Die Untersuchungen von Scharfetter und Nusperli (1980) und zahlreiche amerikanische Studien bestätigten diese Ergebnisse (z. B. Price et al. 1984, Gershon et al. 1982). Allerdings blieb dieser Befund nicht unwidersprochen (Taylor und Abrams 1981).

Keine Übereinstimmung besteht jedoch in der Literatur bezüglich der Häufung unipolarer depressiver Sekundärfalle bei bipolar-depressiven Patienten. Einige Studien berichten nämlich bei bipolar-depressiven Patienten ein höheres Risiko für unipolar-depressive Sekundärfälle als bei unipolar-depressiven Patienten (s. Tab. 3).

Die Unterscheidung zwischen endogenen und nich tendogenen (neurotischen) Depressionen ist dagegen aufgrund der bisher vorliegenden Studien bezüglich des Kriteriums "familiäre Belastung" nicht validiert. Zwar berichtete eine frühere Studie auf der Basis nichtstandardisierter klinischer Diagnosen eine relative Häufung depressiver Sekundärfälle in Familien endogener depressiver Patienten (im Vergleich zu Familien neurotisch-depressiver Patienten) (Stenstedt, 1952). Spätere Studien konnten diesen Befund nicht bestätigen (Leckman et al. 1984, Weissmann et al. 1986, Andreasen et al. 1986). Für die RDC- und DSM-III-Diagnosen einer endogenen Depression (Melancholie) wurde dabei kein signifikant höheres Risiko für Sekundärfälle mit depressiven Episoden in den Familien gefunden; in diesen Studien wurden ausschließlich Familien von unipolar-depressiven Patienten untersucht. Allerdings kann weder die RDC- noch die DSM-III-Definition einer endogenen Depression (Melancholie) beanspruchen, eine operationalisierte Version klassischer klinischer Konzepte endogener Depression zu sein (s. o.). Dagegen können die Newcastle-Skalen eher als Approximationen an klassische europäische Konzepte dieser Diagnose angesehen werden. In den Arbeiten von Andreasen et al. (1986) und Leckman et al. (1984)

wurde zusätzlich die Newcasle-Skala I verwendet: dabei fanden Andreasen et al. (1986) ein höheres Risiko für wiederkehrende depressive Episoden in Familien von Patienten, die nach der Newcastle-Skala I als endogen-depressiv klassifiziert wurden. Der letztgenannte Befund konnte jedoch von Leckman et al. (1984) nicht erhoben werden; vielmehr wurde von dieser Arbeitsgruppe bei dieser Patientengruppe ein vermindertes familiäres Risiko für depressive Episoden gefunden.

Für andere operationalisierte Definitionen von endogenen Depressionen liegen vereinzelte Berichte zum Validierungskriterium der familiären Belastung vor: die von der Yale-Gruppe um Leckman et al. (1984) vorgeschlagene Definition der "autonomen Depression" konnte von dieser Arbeitsgruppe am Kriterium "familiäre Belastung" validiert werden; dagegen fanden Andreasen et al. (1986) für die Gruppe der "autonom-depressiven" Patienten keine erhöhte familiäre Belastung mit depressiven Sekundärfällen. Winokur schlug 1985 eine Definition von "neurotischer Depression" vor; die dabei zitierten Familienstudien belegen, daß Patienten, die diese Diagnose erhielten, nicht durch eine erhöhte oder erniedrigte familiäre Belastung mit affektiven Erkrankungen, wohl aber durch eine erhöhte familiäre Belastung mit Alkoholismus charakterisiert sind (Winokur, 1985).

Basierend auf dem strukturierten Interview PSE haben Wing et al. (1974) ein an ICD-9 orientiertes automatisiertes Diagnoseprogramm (CATEGO) entwickelt, das eine Differenzierung zwischen neurotisch und endogen/psychotisch depressiven Patienten zuläßt. McGuffin et al. (1987) haben das familiäre Risiko für depressive Syndrome zwischen diesen beiden diagnostischen Klassen verglichen; dabei wurde folgendes gefunden: neurotische Depression und endogene Depressionen unterscheiden sich im familiären Risiko für depressive Erkrankungen nicht, endogene Depressionen sind jedoch mit einem höheren Morbiditätsrisiko für schwere depressive Syndrome bei Angehörigen 1. Grades assoziiert. Diese Familienstudie verwendet CATEGO als Diagnosesystem; die Ergebnisse sind daher nur schwer mit den genannten amerikanischen Studien, die mit den Diagnosesystemen RDC/DSM-III arbeiten, vergleichbar.

Tabelle 3: Validierung von Subtypisierung depressiver Episoden mit dem Kriterium "familiäre Belastung" bisher publizierter Studien

Subtypisierung	Studien zur familiären Belastung mit depressiven Episoden
endogene vs. nicht endogene Depression	positiv (vermehrt bei endogener Depression): Andreasen et al. (neurotische) 1986; Leckman 1984; Perris 1966 negativ: Andreasen et al. 1986; Leckman et al 1984; Zimmerman et al. 1986; Price et al. 1987
unipolare vs. bipolare Depression	positiv (vermehrt bei bipolarer Depression): Rice et al. 1987; Price et al. 1987; Gershon et al. 1977, 1981; Smeraldi et al. 1977; Perris 1966; Angst 1966 negativ: Winckur et al. 1982; Taylor et al. 1980
wahnhafte vs. nicht wahnhafte Depression	positiv (vermehrt bei wahnhafter Depression): Leckman et al. 1984; Weissman et al. 1986; Coryell 1984 negativ: Winckur 1984
primäre vs. sekundäre Depression	positiv (vermehrt bei primärer Depression):-- negativ: Andreasen et al. 1988

Tabelle 3 (Fortsetzung)

Subtypisierung	Studien zur familiären Belastung mit depressiven Episoden
reaktive vs. nich treaktive Depression	positiv (vermindert bei reaktiver Depression): Perris et al. 1982: ICD-9 negativ: Hirschfeld et al. 1981, 1985: RDC
Depression mit Panickattacken vs. ohne Panikattacken	positiv (vermehrt bei Depression mit Panikattacken): Leckman et al. 1983: DSM-III; Price et al. 1987: DSM-III; Coryell et al. 1988: RDC negativ: ---
Depression mit 1 Episode vs. mit mehreren Episoden	positiv (vermehrt bei wiederholten Episoden):--- negativ: Leckman et al. 1984: DSM-III; Weissman et al. 1986: DSM-III

Die Validität der Differenzierung zwischen primären und sekundären Depressionen bezüglich der familiären Belastung wurde insbesondere durch die Iowa-Gruppe untersucht. Dabei ergab sich, daß Patienten mit einer sekundären Depression eine erhöhte familiäre Belastung mit Alkoholabusus aufweisen (Andreasen und Winokur, 1979). Dasselbe Resultat konnte auch in der Collaborative Study of the Psychobiology of Depression ermittelt werden (Grove et al. 1987). Dieser Befund ist wahrscheinlich durch die familiäre Häufung von Alkoholismus selbst zu erklären; Probanden mit sekundären Depressionen zeigen häufig einen primären Alkoholabusus; beide Befunde zusammen erklären die familiäre Häufung von Alkoholabusus bei Patienten mit sekundären Depressionen. Dagegen ist es strittig, ob zwischen primären und sekundären Depressionen ein Unterschied bezüglich der familiären Häufung von depressiven Episoden besteht (Andreasen et al. 1988).

Auch die Subtypisierung depressiver Syndrome nach der Anzahl der vorangehenden Episoden wurde auf ihre Validität bezüglich der familiären Häufung untersucht. Mehrere Studien belegten (Tab. 3), daß depressive Episoden, die die Kriterien einer "major depression" erfüllen und sich in mehreren Episoden manifestiert haben, eine vermehrte familiäre Belastung mit affektiven Erkrankungen und/oder Alkoholismus aufweisen (Weissman et al. 1986, Andreasen et al. 1987).

In mehreren Studien zeigte sich die Differenzierung von depressiven Syndromen nach der Komorbidität mit Angstsyndromen (insbesondere Panikattacken) als valide bezüglich des Kriteriums der familiären Belastung Tabelle 3). Die Arbeitsgruppe von Weisman in Yale konnte in mehreren Kollektiven beobachten, daß Patienten, die in ihrer Anamnese sowohl eine unipolare "major depression" als auch eine Panikstörung berichteten, eine höhere Belastung bezüglich affektiver Erkrankungen und Angsterkrankungen aufweisen als Patienten mit unipolarer Depression ohne Panikattacken (Leckman et al. 1984). Auch die familiäre Belastung mit Alkoholabusus ist bei dieser Patientengruppe erhöht. Coryell et al. (1988) konnten diesen Befund mittlerweise anhand der Daten der Collaborative Study on the Psychobiology of Depression partiell bestätigen.

Für die familiäre Belastung des Subtyps der situativen (reaktiven) depressiven Episode (RDC) liegen Ergebnisse von Hirschfeld et al. (1980, 1985) vor. Diese Studien zeigen keine Unterschiede zwischen situativen und nichtsituativen depressiven Episoden bezüglich der Häufigkeit von Sekundärfällen mit depressiven Episoden. McGuffin et al. (1987) berichten dagegen, daß Depressionen, die nach einschneidenden Lebensereignissen auftraten, eine leicht vermehrte familiäre Belastung mit depressiven Episoden aufweisen.

Zusammenfassend kann festgehalten werden, daß die bisherigen Familienstudien die Validität der Differenzierung zwischen unipolaren und bipolaren Depressionen und zwischen wahnhaften und nicht wahnhaften Depressionen stützen. Diese Befunde sind zwar nicht ohne Widerspruch geblieben, jedoch sind die Belege, die die Validität dieser Diagnosen nachweisen, eindeutig überwiegend. Die anderen Subtypisierungen depressiver Syndrome sind jedoch auf ihre Validität bezüglich der familiären Belastung noch nicht hinreichend und befriedigend untersucht, so daß weitere Familienstudien zur Prüfung der Validität dieser Differenzierungen notwendig sind. Insbesondere ist die Validität der endogen-depressiven Syndrome bezüglich der familiären Belastung insofern offen, als zahlreiche vorgeschlagene operationalisierte Diagnosesysteme noch nicht bezüglich dieser Frage untersucht worden sind; dies gilt u. a. für die Wiener Forschungskriterien, die Taylor-Abrams-Kriterien und die Kriterien von Klein. Die widersprüchlichen Ergebnisse zur Validität der Newcastle-Skala I und der Yale-Kriterien bedürfen der weiteren Abklärung.

3 Reliabilität der diagnostischen Klassifikation

3.1 Fragestellung der Reliabilitätsstudie

Das Ziel dieser der Untersuchung der Validität vorgeschalteten Reliabilitätsstudie ist es, den Gebrauch strukturierter Interviews zu legitimieren. Die Hypothese ist, daß jedenfalls für Subtypen depressiver Syndrome durch ein strukturiertes Interview eine höhere Reliabilität erzielt werden kann als durch die Verwendung von Checklisten.

Ziel der nachfolgenden Studien ist die vergleichende Validierung unterschiedlicher Subtypisierungen des depressiven Syndroms; dabei ist im Bereich endogener Depressionen eine polydiagnostische Beurteilung angestrebt. Die diagnostische Beurteilung nach den unterschiedlichen Klassifikationssystemen soll simultan in einer diagnostischen Sitzung erfolgen. Dies erfordert ein Instrument für die simultane diagnostische Beurteilung nach unterschiedlichen Diagnosesystemen. Die verfügbaren strukturierten Interviews (SADS, SCID, DIS, PSE) beziehen sich jedoch auf höchstens 2 Diagnosesysteme. Daher sind sie dem Zweck dieser Untersuchung nicht dienlich. Die polydiagnostische Beurteilung erfordert die Berücksichtigung der in den einzelnen Diagnosesystemen unterschiedlichen Symptomdefinitionen, der unterschiedlichen Anforderungen an die Intensität einzelner Symptome und der unterschiedlichen Anforderung an die Mindestdauer des Vorhandenseins einzelner Symptome. Für diesen Zweck wurde von uns ein Instrument entwickelt - polydiagnostisches Interview (PODI) -, das in integrierter Form alle Kriterien der unterschiedlichen Diagnosesysteme affektiver, schizophrener, angstbezogener und anderer psychiatrischer Erkrankungen enthält (Philipp und Maier 1986); dabei werden bei Bedarf für jedes diagnostisch relevante Symptom unterschiedliche Begriffsbestimmungen, unterschiedliche (alternative) Ausprägungsstufen und unterschiedliche (alternative) Verlaufsdauern angegeben, die durch vorgegebene obligatorische und fakultative Fragen zu ermitteln sind. Die klassifikatorischen Zuordnungen erfolgen aufgrund diagnostischer Algorithmen für jede Krankheitskategorie in jedem der relevanten Diagnosesysteme. Das Interview ist so konstruiert, daß alle Diagnosestellungen im Bereich affektiver und schizophreniformer Erkrankungen für sämtliche publizierten und uns sonst bekannt gewordenen Diagnosesysteme möglich sind. Die erhobenen Interviewdaten können direkt abgespeichert werden; die diagnostischen Algorithmen liegen als Softwareprogramm vor.

3.2   Stichprobe und Methoden der Reliabilitätsstudie

3.2.1 Stichprobe und Durchführung

42 konsekutiv aufgenommene stationäre Patienten, die nach Meinung des behandelnden Arztes ein (nicht näher spezifiziertes) depressives, hypochondrisches, ängstliches oder dysphorisches Syndrom aufwiesen, wurden um Teilnahme an der Studie gebeten. Keiner der gefragten Patienten lehnte die Teilnahme ab. In der rekrutierten Stichprobe war das Geschlechtsverhältnis 18 m: 24 w.; das mittlere Alter betrug 44,2 Jahre (Standardabweichung 9,9).

In der 3. und 4. Woche des stationären Aufenthaltes wurden 4 zeitlich getrennte diagnostische Beurteilungen vorgenommen:

1. 2 Sitzungen mit dem strukturierten Interview PODI;
2. 2 Sitzungen, in denen eine Beurteilung nach Checklisten von Kriterien für die diagnostische Zuordnung ausgewählter Diagnosesysteme für Angstsyndrome, "major depression" und endogene Depression vorgenommen wurde (DSM-III, RDC, 2 Newcastle-Skalen, Wiener Forschungskriterien, Taylor-Abrams-Kriterien); diese Beurteilung erfolgte nicht integriert (für jede der zu beurteilenden Diagnosen lag eine eigene Kriterienliste vor); die diagnostische Beurteilung stützte sich auf ein konventionelles klinisches Interview; die teilnehmenden Ärzte wurden ersucht, in der Exploration entsprechend ihren täglichen klinischen Gepflogenheiten vorzugehen.

Die pro Patient notwendigen 4 Sitzungen wurden von 4 verschiedenen Ärzten durchgeführt. Diejenigen Ärzte, die das strukturierte Interview durchführten, erhielten ein Training in diesem Interview von mindestens 15 verschiedenen Sitzungen.

Die Reihenfolge, in der die 4 verschiedenen Sitzungen vorgenommen wurden, war über die Patienten randomisiert. Der Abstand zwischen 2 verschiedenen Sitzungen betrug mindestens 24 Stunden und maximal 72 Stunden die 4 Sitzungen waren in höchstens zehn Tagen durchzuführen. Der behandelnde Arzt eines Studienpatienten nahm an keiner der 4 Sitzungen teil; der Kenntnisstand der beurteilenden Ärzte über den zu beurteilenden Patienten war weitestgehend gleich.

3.2.2 Statistische Methoden

Die Errechnung des Reliabilitätskoeffizienten erfolgte einerseits nach dem Kappa-Koeffizienten (Kramer, 1985) und andererseits nach dem YuleKoeffizienten (Spitznagel and Helzer, 1985); beide werden in der Literatur als zufallsbereinigte Übereinstimmungskoeffizienten für die Beurteilung binärer Merkmale verwendet. Die beiden Koeffizienten sind um die zufallsbedingte Übereinstimmung zwischen verschiedenen Beurteilern bereinigt. Da die Angabe der prozentualen Übereinstimmung zwischen 2 verschiedenen Beurteilern nicht zufallsbereinigt ist, wird dieses Maß nicht angegeben.

Es ist strittig, ob der Kappa- dem Yule-Koeffizient vorzuziehen ist; der Vorteil des Kappa-Koeffizienten (in der Fassung von Kramer) ist, daß ein Test zur Prüfung der Gleichheit zweier Kappa-Werte zur Verfügung steht (Kramer, 1985); der Nachteil ist, daß er von der Häufigkeit positiver Diagnosen (Baserate) abhängig ist (Spitznagel und Helzer, 1985). Der Vorteil des Yule-Koeffizienten ist, daß er von der Häufigkeit der Diagnosen unabhängig ist; sein Nachteil ist, daß er gelegentlich unplausible Reliabilitätswerte angibt, die jeweils überhöht sind (Fleiss et al., 1987), und daß seine Verteilungsgestalt unbekannt ist; daher liegt auch keine Testprozedur für die Prüfung auf die Gleichheit zweier Yule-Koeffizienten vor.

3.3 Ergebnisse der Reliabilitätsstudie

Die Diagnose der "major depression" nach DSM-III weist bereits ohne strukturierte Interviews eine hohe Reliabilität auf (Kappa = .80); (Tabelle 4); das strukturierte Interview hebt die Reliabilität dann auf einen Kappa-Wert von .88, der ein ausgezeichnetes Reliabilitätsniveau darstellt. Die Diagnostik einer "major depression" nach RDC ist dagegen weniger reliabel: die Reliabilität von .60 bei ausschließlicher Verwendung der Kriterienliste ist nur mäßig; die Verwendung eines strukturierten Interviews verbessert die Übereinstimmungsreliabilität zwischen den Beurteilern auf einen Kappa-Wert von .70 (Tab. 4). Strukturierte Interviews zur Diagnostik einer "major depression" nach DSM-III und RDC sind daher reliabilitätssteigernd.

Die Diagnosestellung einer endogenen Depression nach den unterschiedlichen Diagnosesystemen ist im Vergleich zur Diagnosestellung einer "major depression" nur mit einer deutlich geringeren mittleren Übereinstimmungsreliabilität möglich. Die Mediane der Übereinstimmung (Kappa) für die untersuchten 7 Diagnosesysteme betragen für endogene Depression .33 (Beurteilung nach Kriterienliste) und .53 (nach strukturiertem Interview). Die geringste Reliabilität wurde für die Newcastle-Skala I bei Verwendung einer Kriterienliste beobachtet (Tab. 4); der Kappa-Koeffizient für die Übereinstimmungsreliabilität unterscheidet sich in diesem Fall nicht signifikant von einer zufallsbedingten Übereinstimmung.

Tabelle 4: Test-Retest-Reliabilität der polydiagnostischen Depressionsklassifikation -Vergleich von Kriterienliste mit strukturiertem Interview (polydiagnostisches Interview PODI)

	Kriterienliste (KL)			Strukturiert. Interview (SI)		
	Mittl. rel. Häufigk.	Übereinstimm. Kappa	Yule	Mittl. rel. Häufigk.	Übereinstimm. Kappa	Yule
DSM-III: "major depression" (MDE)	83%	.80	.90	85%	.88	.94
MDE mit Melancholie	4,5%	.24	.33	45%	.36	.41
RDC: "major depression" (MDD)	77%.	60	.68	75%	.70	.81
MDD-endogene Depression	63%	.34	.50	60%	.65*	.73
Newcastle-Skala I	50%	.17°	.23	52%	.55*	.59

Tabelle 4 (Fortsetzung)

	Kriterienliste (KL)			Strukturiert. Interview (SI)		
	Mittl. rel. Häufigk.	Übereinstimm. Kappa	Yule	Mittl. rel. Häufigk.	Übereinstimm. Kappa	Yule
Newcastle-Skala II						
Bech-Skala I	67%	.39	.46	64%	.58	.60
Bech-Skala II	28%	.42	.50	25%	.41	.52
Wiener Forschungs-kriterien: zyklothymes Achsensyndrom	56%	.56	.59	59%	.51	.58
Taylor-Abrams-Kriterien: endogene Depression	68%	.65	.72	68%	.74	.84
Panikattacken nach DSM-III	34%.	.46	.57	41%	.55	.64

* = signifikanter Unterschied der Kappa-Werte zwische N, KL und SI ("jackknife-procedure");
° = kein signifikanter Unterschied zur Zufallsübereinstimmung (p < .05)

Alle anderen Reliabilitätskoeffizienten (Kappa) sind auf dem Signifikanzniveau von 5% signifikant der zufallsbedingten Übereinstimmung überlegen. Gleichwohl ist die Reliabilität für die DSM-III-Diagnose einer endogenen Depression (MDE mit Melancholie) unter beiden Bedingungen der Informationsgewinnung unbefriedigend: die Kappa-Koeffizienten betragen lediglich .24 bzw. .36 (Tab. 4); alle anderen Diagnosesysteme für endogene Depression weisen eine höhere Reliabilität auf.

Die Informationsgewinnung durch ein strukturiertes Interview garantiert (abgesehen von der Diagnose eines zyklothymen Achsensyndroms nach den Wiener Forschungskriterien) eine höhere Übereinstimmungsreliabilität als die Benutzung einer Kriterienliste ohne ein strukturiertes Interview. Dieser Unterschied wird für Diagnosekategorien endogener Depressionen nach RDC und Newcastle-Skala I signifikant (p = .05); (Tab. 4).

3.3.1 Test-Retest-Reliabilität der diagnostischen Einzelkriterien

Die diagnostischen Einzelkriterien zeigen durchweg eine niedrigere mittlere Reliabilität als die Diagnosekategorien selbst: die Mediane der Test-Retest-Reliabilität der Einzelkriterien aller Diagnosesysteme für endogene Depression zusammengenommen betragen .28 (Kriterienliste) und .45 (strukturiertes Interview). Bei Verwendung des strukturierten Interviews PODI sind lediglich 3 Koeffizienten bezüglich der Übereinstimmung nicht von einer Zufallsübereinstimmung zu unterscheiden. Bei der Mehrzahl der Kriterien kann durch Verwendung eines strukturierten Interviews die Reliabilität im Vergleich zur ausschließlichen Verwendung einer Kriterienliste gesteigert werden. Allerdings kann für einzelne Kriterien auch eine niedrigere Übereinstimmungsreliabilität bei Verwendung strukturierter Interviews beobachtet werden: dies gilt insbesondere für die den Vorverlauf beurteilenden Kriterien in den Newcastle-Skalen und für die Beurteilung des Kriteriums "abnorme Qualität der Stimmung" in RDC und DSM-III (Tab. 5). Einzelne Kriterien verdienen wegen ihrer Schlüsselstellung bei der Diagnosestellung besonderes Interesse: die Kriterien "Interesselosigkeit/Freudlosigkeit" und "fehlende Reaktivität" bei der Melancholiediagnose DSM-III zeigen eine relativ geringe Test-Retest-Reliabilität (Kriterienliste: Kappa .20 bzw .23; strukturiertes Interview: Kappa . 49 und .40).

Tabelle 5: Test-Retest-Reliabilität der diagnostischen Kriterien von "major depressive episode" (DSM-III) und von ausgewählten Definitionen von endogener Depression: Vergleich von strukturierten Interviews und Kriterienlisten

Kriterien	Kriterienliste			Strukt. Interview		
	Prä-valenz	Überein-stimmung Kappa	Yule	Prä-. valenz	Überein-stimmung Kappa	Yule
"mayor depression" (DSM-III)						
Appetit/ Gewichtabnahme bzw. -zunahme	84%	.46	.58	90%	.48	.61
Hypo-/ Hypersomnie	85%	.41	1.00	85%	.38	.55
Hemmung/ Agitation	61%	.29	.32	61%	29	.32
Interessens-verlust/Freud-losigkeit	87%	.16°	.34	92%	.33	.61
Müdigkeit Energieverlust	82%	.54*	.71	92%	.97*	1.00
Schuldgefühle Selbstvorwürfe Wertlosigkeit	64%	.47	.54	55%	.55	.60
Konzentration Denkverlang-samung Entscheidungs-schwierigkeiten	79%	.58*	.69	74%	.74*	.84
Suizidalität Todesgedanken	62%	.52	.59	41%	.50	.60

Tabelle 5 (Fortsetzung)

Kriterien	Kriterienliste			Strukt. Interview		
	Prä-valenz	Überein-stimmung Kappa	Yule	Prä-valenz	Überein-stimmung Kappa	Yule
Melancholie (DSM-III)						
besondere Qualität	63%	.33	.40	58%	.26	.36
fehlende Reaktivität	69%	.15*°	.20	43%	.45*	.52
Morgentief	51%	.29	.38	47%	.36	.47
ausgeprägter Interessenverl. Freudlosigkeit	61%	.10*	.13	46%	.49*	.71
Selbstvorwürfe Schuldgefühle	56%	41	.45	46%	.32	.35
Durchschlafstörungen Früherwachen	76%	48	.68	79%	.58	.69
Antriebslosigkeit Hemmung	68%	34	.39	68%	.44	.52
Appetitminderung	76%	60	.70	78%	.65	.78
Gewichtsabnahme	52%	27*	.30	33%	.60*	.69
Interessenverlust Freudlosigkeit	95%	33	.61	95%	.33	.61

Tabelle 5 (Fortsetzung)

Kriterien	Kriterienliste			Strukt. Interview		
	Prä-valenz	Überein-stimmung Kappa	Yule	Prä-valenz	Überein-stimmung Kappa	Yule
Endogene Depression (RDC)						
Interessenlosigkeit Freudlosigkeit	69%	.20*	.27	91%	.49*	.71
fehlende Reaktivität	49%	.23	.25	44%	.40	.45
besondere Qualität	66%	.36	.42	63%	.26	.35
Morgentief	50%	.24	.40	46%	.60	.68
Früherwachen	41%	.49	.67	35%	.42	.50
ausgeprägtes psychomotorisches Symptom	46%	.42	.49	69%	.44	.52
ausgeprägte Appetit-/ Gewichtsreduktion	65%	.22*	.26	76%	.60*	.70
ausgeprägte Schuldgefühle	29%	.42	.48	25%	.55	.66

Tabelle 5 (Fortsetzung)

Kriterien	Kriterienliste			Strukt. Interview		
	Prä-valenz	Überein-stimmung		Prä-valenz	Überein-stimmung	
		Kappa	Yule		Kappa	Yule
Wiener Achsensyndrom						
affektives An-sprechen im positiven Bereich aufgehoben	61%	.12°	.15	71%	.20	.27
Hemmung Agitiertheit	81%	.24	.34	68%	.34	.44
Tages-schwankungen	57%	.34	.40	58%	.40	.46
Durchschlafstörungen Früherwachen Hypersomnie	87%	.52	1.00	87%	.50	.70
Taylor-Abrahams-Kriterien:						
Früherwachen	56%	.41	.49	55%	.47	.66
Morgentief	51%	.69	.75	46%	.60	.67
Gewichts-abnahme	56%	.31	.34	44%	.50	.57
Hemmung/ Agitiertheit	68%	.38	.46	69%	.44	.52
Todesgedanken Suizidalität	60%	.46	.51	72%	.53	.71
Hoffnungslosigkeit Schuldgefühle	69%	.55	.62	76%	.73	.83

Tabelle 5 (Fortsetzung)

Kriterien	Kriterienliste			Strukt. Interview		
	Prä-valenz	Überein-stimmung		Prä-valenz	Überein-stimmung	
		Kappa	Yule		Kappa	Yule
Newcastle-Skala II						
plötzliches Auftreten	30%	.27	.35	34%	.36	.42
Dauer der Episode (länger als ½ Jahr)	78%	.30	.39	78%	.13	.18
psychologische Belastung	41%	.42	.55	28%	.57	.67
Phobien	39%	.19*°	.22	57%	.59*	.68
gleichbleibendes Zustandsbild	71%	.09°	.12	74%	.27	.33
erhaltene Reaktivität	28%	.00°	.00	27%	.07	.10
Morgentief	48%	.64	.70	47%	.60	.68
Früherwachen	56%	.36	.41	55%	.47	.66
Hemmung	56%	.31	.35	31%	.42	.47
Wahnvorstellungen	0	0	0	0	0	0

* = signifikanter Unterschied der Kappa-Werte (p = .05); ° = kein signifikanter Unterschied von zufallsbedingter Übereinstimmung (p < = .05); 0 = kein Patient mit wahnhafter Symptomatik in der Stichprobe

3.4 Diskussion der Reliabilitätsstudie

Für dasselbe Diagnosesystem ergeben sich bei unterschiedlichen Interviewbedingungen teilweise sehr unterschiedliche Reliabilitätskoeffizienten. Bei 2 der untersuchten 11 diagnostischen Entscheidungen ist dieser Unterschied signifikant. Dieses Ergebnis belegt, daß ein Reliabilitätskoeffizient für eine Diagnosestellung nicht unabhängig von der Methode der Informationsgewinnung interpretiert werden kann.

Die vorgelegten Reliabilitätsdaten rechtfertigen die Verwendung strukturierter Interviews im Rahmen von Validierungsuntersuchungen von Klassifikationssystemen bei depressiven Syndromen. Das polydiagnostische Interview PODI führte im Vergleich zur Verwendung einer Kriterienliste bei keiner Diagnosestellung zu einer merklichen Verschlechterung der Übereinstimmungsreliabilität; das PODI verbesserte aber mindestens für die Diagnose der endogenen Depression nach RDC und nach der Newcastle-Skala I die Übereinstimmungsreliabilität erheblich. Diese Beobachtung ist insbesondere für die Newcastle-Skala I relevant: ohne Verwendung eines strukturierten Interviews ist nämlich die Übereinstimmungsreliabilität nicht signifikant besser als eine zufallsbedingte Übereinstimmung. Dieser niedrige Wert in der Reliabilität der Newcastle-Skala I bestätigt auch die Befürchtung von Katschnig et al. (1985), daß diese Skala nur eine unzureichende Reliabilität aufweist; allerdings gilt diese Feststellung nur dann, wenn keine strukturierten Interviews verwendet werden.

Trotz Verwendung des strukturierten Interviews PODI ist die Reliabilität der Diagnosestellung einer Melancholie nach DSM-III unbefriedigend (Kappa = .36). Der Grund hierfür ist vorwiegend im diagnostischen Algorithmus zu suchen: die beiden obligaten Einzelkriterien "Interesselosigkeit/Freudlosigkeit" und "fehlende Reaktivität" zeigen auch im strukturierten Interview nur eine mäßige Übereinstimmugsreliabilität.

Die Diagnose einer "major depression" nach DSM-III oder nach RDC zeigt unter beiden Interviewbedingungen eine höhere Reliabilität als die Diagnosesysteme für endogene Depression. Diese Beobachtung ist auf die höhere Reliabilität der Kriterien für "major depression" zurückzuführen. Die diagnostischen Kriterien für endogene Depression erfordern nämlich häufig neben einer qualitativen auch eine quantitative Bewertung, während die Kriterien für "major depression" nur eine qualitative Bewertung erfordern: z. B. ist das Symptom der psychomotorischen Veränderung in der DSM-III-Kategorie der Melancholie nur dann zu kodieren, wenn es ausgeprägt ist, während es in der Kategorie der "major depression" immer dann zu kodieren ist, wenn es überhaupt vorkommt. Diese zusätzliche Differenziertheit einzelner Kriterien für endogene Depression reduziert die Kriterienreliabilität und damit die Reliabilität der diagnostischen Kategorien. Insgesamt ist aber die Reliabilität für die Diagnosen der endogenen Depression in den untersuchten Diagnoseinstrumenten mit Ausnahme der DSM-III-Diagnose "Melancholie" und der Diagnose "neurotische Depression" nach der Bech-Skala II bei Verwendung eines strukturierten Interviews befriedigend (Kappa >.50).

Der Vergleich verschiedener Erhebungsinstrumente in Tabelle 1 zeigt auch, daß der Grad der Reliabilität nicht eine Eigenschaft eines Diagnosesystems (bzw. einer diagnostischen Einheit) ist, sondern erheblich von der Methode der diagnostischen Beurteilung abhängt. Dieses Ergebnis ist zwar nicht überraschend, es belegt jedoch, daß die Reliabilität kein geeignetes Kriterium zur Beurteilung der Qualität von Diagnosesystemen darstellt. Die Schlüsselrolle, die der Reliabilität z. Z. bei der Neuentwicklung von Diagnosesystemen zugewiesen wird, ist daher problematisch.

4 Untersuchungen mit dem Validierungskriterium "Therapieansprechen"

4.1 Fragestellung der Therapiestudie

Untersuchungsziel ist der Vergleich der Validität von unterschiedlichen Verfahren zur Subklassifikation depressiver Syndrome bezüglich des Kriteriums "Ansprechen auf antidepressive Therapie mit Trizyklika". Das Ansprechen auf antidepressive Therapie wird durch Schweregradskalen für die depressive Symptomatik gemessen. Neben der Hamilton-Depressionsskala werden noch 2 weitere Depressionsskalen (Montgomery-Asberg-Depressions-Ratingskala, Bech-Rafaelsen-Melancholieskala) verwendet. Um die Anzahl der Indikatoren für die Validität bezüglich des Kriteriums "Therapieanspechen" möglichst gering zu halten, wird der mit der Hamilton-Depressionsskala erfaßte therapeutische Effekt als das vorrangige Validierungskriterium verwendet. Die mit den beiden anderen Skalen erfaßten Therapieeffekte werden als nachrangig angesehen.

Aus der Übersicht über die vorliegende Literatur (s. 2) wurde ersichtlich, daß der Subtyp psychotische "major depression" (synthymer Wahn) bereits in einer Vielzahl von Therapiestudien validiert ist; dieser Subtyp impliziert ein ungünstiges Ansprechen auf Monotherapie mit trizyklischen Antidepressiva. Unter den Klassifikationssystemen für endogene Depression ist bisher v. a. das RDC-System untersucht worden; für dieses Diagnosesystem für endogene Depression zeigte sich in der Mehrheit der Therapiestudien keine Validität. Es ist bisher ungeklärt, ob für andere Definitionsvorschläge für endogene Depression eine ähnliche Feststellung Gültigkeit hat. Um diese Frage zu klären, wird im Rahmen des polydiagnostischen Ansatzes die Validität der unterschiedlichen Definitionen für endogene Depression bezüglich des Kriteriums "Therapieansprechen auf Trizyklika" untersucht. Die Validität anderer Subtypisierungen depressiver Syndrome ist bisher entweder nur unzureichend untersucht (z. B. unipolar vs. bipolar) oder es liegen widersprüchliche Befunde vor (z. B. primär vs. sekundär). Daher ist ein zweites Ziel dieser Untersuchung, die therapeutische Validität von Subtypisierungen depressiver Syndrome zu prüfen, die sich nicht auf die Differenzierung zwischen endogenen und nicht endogenen Depressionen beziehen.

Die zu prüfenden Hypothesen sind:

1. Endogene Depressionen zeigen einen günstigeren Therapieverlauf; da sich bipolare Depressionen bevorzugt als endogene Depressionen manifestieren (Philipp and Maier, 1987), wird auch für diesen Subtyp ein günstigerer Therapieverlauf postuliert.
2. Primäre, nichtsituative und nicht wahnhafte Depressionen zeigen einen günstigeren Therapieverlauf.

Für wiederkehrende depressive Episoden und Depressionen mit Panikattacken können mangels bisher publizierte Studien keine Prüfhypothesen formuliert werden.

4.2 Stichprobe, Durchführung, Methoden der Therapiestudie

4.2.1 Stichprobe und Durchführung

Selektionskriterien für die untersuchte Stichprobe: Die Selektionskriterien waren so gewählt, daß die untersuchte Stichprobe in den Indikationsbereich einer Monotherapie mit trizyklischen Antidepressiva fällt (s. Benkert und Hippius, 1985).

42 konsekutiv aufgenommene stationäre Patienten im Alter von 20 bis 60 Lebensjahren wurden in die Studie aufgenommen, die sowohl

1. die Kriterien einer MDE ohne psychotische Symptome (DSM-III) oder MDE
   mit stimmungskongruenten psychotischen Symptomen (DSM-III) als auch
2. die Kriterien einer MDD (RDC) erfüllten.

Die Ausschlußkriterien waren: frühere oder gegenwärtige Abhängigkeit oder
**Abusus von Alkohol, Medikamenten oder Drogen (DSM-III); frühere schizo-
phrene oder schizophreniforme Erkrankung (DSM-III); Anfallsanamnese; gegenwärtige körperliche Erkrankung oder Kontraindikation gegen die Verord-
nung trizyklischer Antidepressiva (mit einer täglichen Dosis von 150 mg
Amytriptylin oder Imipramin); Suizidalität; Vorbehandlung mit Neuroleptika;
langdauernde (länger als 3 Monate) Vorbehandlung mit Antidepressiva oder
Benzodiazepinen; mangelnde ethische Vertretbarkeit der Durchführung der Untersuchung nach dem Urteil von 2 erfahrenen Psychiatern (dabei mindestens ein
Oberarzt); Fehlen des "informed consent" des Patienten; geringgradig ausgeprägte depressive Symptomatik: Summenscore der HAMD (17 Items) geringer
als 17 Punkte; schwergradig ausgeprägte depressive Symptomatik: Summenscore der HAMD (17 Items) größer als 30 Punkte.**

    Beurteilungsinstrumente: **Klassifikation der depressiven Symptomatik auf-
grund eines strukturierten Interviews mit dem PODI; Beurteilung des Schweregrads der depressiven Symptomatik in wöchentlichen Abständen mit Schweregradskalen:**

- **Hamilton-Depressionsskala HAMD (21 Items);**
- **Montgomery-Asberg-Depressions-Ratingskala (MADRS), (10 Items);**
- **Bech-Rafaelsen-Melancholieskala (BRMS), (11 Items).**

Durchführung der Untersuchung: **Die untersuchten Patienten waren konsekutiv
aufgenommene stationäre Patienten mit depressiven Syndromen, die die Selektionskriterien erfüllten.**

    **Um Patienten mit einer Spontanremission möglichst auszuschließen, wurde
die Vormedikation in den ersten 5 Tagen des stationären Aufenthaltes abgesetzt;
in den folgenden 16 Tagen erhielt der Patient keine antidepressive Medikation
(mit Ausnahmen von Chloraldurat bei Bedarf bis maximal 1,5 g). Lag nach 2
Wochen ohne antidepressive Therapie der Schweregrad der depressiven
Symptomatik (Hamilton-Depressionskala) zwischen 16 und 30 Punkten, wurde
der Patient einer Therapie mit Amitriptylin oder mit Imipramin zugeordnet; die
Zuordnung erfolgte aufgrund einer Randomisierung. Dieses Vorgehen gewährleistet, daß spontan remittierende Patienten wegen eines zu geringen Scores am
Tag 16 unberücksichtigt blieben.**

Dosis: Amitriptylin oder Imipramin 50 mg am ersten Tag, 100 mg am zweiten Tag, 150 mg am dritten Tag und in den darauffolgenden 23 Tagen.

In jedem Stadium der Untersuchung wurde die Studie bei Patienten abgebrochen, die eine deutliche Intensivierung ihrer depressiven Symptomatik zeigten (Zunahme des initialen HAMD-Scores um 50%) oder bei denen Suizidgedanken bzw. Suizidhandlungen auftraten; ebenso wurde die Studie abgebrochen, sobald ein Patient dieses wünschte.

Während der gesamten Untersuchung fanden keine systematischen psychotherapeutischen Behandlungen statt.

Beurteiler: diagnostische Beurteilung: Das PODI-Interview fand in den ersten 3 Tagen des stationären Aufenthaltes (noch unter der Vorbehandlung) statt. An der Sitzung nahmen 2 Psychiater teil, von denen einer explorierte und die Kriterien im PODI kodierte, der andere kodierte die Antworten der Patienten ebenfalls im PODI. Nach dem Ende der Exploration wurden die diagnostischen Kriterien beider Beurteiler verglichen und bei diagnostisch relevanten Diskrepanzen diskutiert; abschließend fand eine Konsensusbeurteilung der klassifikatorischen Zuordnungen statt, die als Diagnose der Auswertung dieser Studie zugrundegelegt wird. Für die PODI-Exploration wurden alle verfügbaren Krankenunterlagen zugezogen. Bei Bedarf fanden Befragungen des behandelnden Arztes oder von Angehörigen statt.

Die Diagnosen der Patienten für Subtypisierung der Depression sind in Tab. 6 angegeben.

Schweregradskalen: Die Beurteilung der Schweregradskalen fand durch 2 Psychiater in unabhängigen Sitzungen am selben Tag (maximale zeitliche Distanz zwischen den Untersuchungen: 2 Stunden statt.

Die beiden Beurteiler hatten vor Beginn der Studie zur Steigerung ihrer Reliabilität 15 Patienten gemeinsam nach dem Schweregrad mit den 3 verwendeten Skalen beurteilt und die Diskrepanzen diskutiert. Während der Untersuchung war die Reliabilität zwischen beiden Beurteilern auf allen verwendeten Untersuchungsinstrumenten hinreichend groß (s. Teil B).

Die Beurteilungen fanden an folgenden Tagen statt: In den ersten 2 Tagen des stationären Aufenthaltes, nach vollständigen Absetzen der Vormedikation (also am ersten. Tag der antidepressivafreien Phase), am Tag acht der antidepressivafreien Phase, am letzten Tag (Tag 14) der antidepressivafreien Phase, am vierten Tag der Behandlungsphase mit Antidepressiva (also am ersten Tag mit 150 mg täglich), anschließend in wöchentlichen Abständen (also dreimal) bis zum letzten, dem 24. Tag der Behandlungsphase mit Antidepressiva. In die Auswertung gingen lediglich die Ratings vom letzten Tag der antidepressivafreien Phase und vom 24. Behandlungstag mit Antidepressiva ein.

4.2.2 Statistische Methoden

Das Ansprechen auf antidepressive Therapie wird durch die Veränderung der depressiven Symptomatik während der Therapie beurteilt. Das biometrische Problem ist dabei die Messung der Veränderung: Differenzenscores zwischen dem Anfang und dem Ende der antidepressiven Therapie können nicht als Indikator für die Veränderung verwendet werden, denn diese Differenzenscores sind durch das sog. "Problem der Regression zur Mitte" bzw. "Anfangswertproblem" konfundiert (Petermann, 1978). In den Therapieevaluationsstudien wird daher die Kovarianzanalyse zur Ermittlung der Veränderungsscore verwendet: mittels einer Regressionsanalyse wird der aufgrund des Anfangswertes (Tag 0) zu erwartende Score am Ende der Therapie (Tag 24) für jeden der 3 Skalen "Globalsummenscores" ermittelt. Der Veränderungsscore für jede der verwendeten Skalen (Globalsummenscores) ist dann definiert als die Differenz zwischen dem beobachteten Score am Tag 24 und dem aufgrund des Anfangswertes zu erwartenden Score am Tag 24 (Residuum). Zwischen den zu vergleichenden Teilstichproben werden die Residuen verglichen; mittels eines t-Tests wird untersucht, ob sich 2 Teilstichproben im Mittelwert der Residuenunterschieden.

4.23 Ergebnisse der Therapiestudie

Im Laufe der 24tägigen Therapiephase mit trizyklischen Antidepressiva konnte eine hochsignifikante Verbesserung des Schweregrads der depressiven Symptomatik beobachtet werden (Tab. 6); diese Feststellung ist unabhängig von der verwendeten Depressionsskala. 65% der Patienten verbesserten sich um mindestens 50% des Ausgangsscores in jeder der 3 verwendeten Depressionsskalen.

Die Wirksamkeit von Amitriptylin unterschied sich nicht von der Wirksamkeit von Imipramin in der untersuchten Stichprobe. Der Plasmaspiegel von Amitriptylin bzw. von Imipramin bzw. der aktiven Metaboliten war am Tag 23 der Therapie mit dem Therapieeffekt (Depressionsscore nach 3 Wochen bereinigt um den Anfangsscore) nichtsignifikant assoziiert (p =.05); (Mittelwerte von Substanz und Metaboliten: Amitryptilin 172,1 ng/ml, Imipramin 212,1 ng/ml).

Alter und Geschlecht der Patienten waren auf keiner der verwendeten Depressionsskalen mit dem Therapieerfolg (Depressionsscore nach 3 Wochen bereinigt um den Anfangsscore) assoziiert (p =.05). Für jede der 3 verwendeten Depressionsskalen war der Einfluß des initialen Schweregrads der Depression auf den Schweregrad der Depression nach der dreiwöchigen Therapiephase signifikant (p = .01).

Tabelle 6: Schweregrad des depressiven Syndroms (Summenscore von Depressionsskalen) während des Therapieversuchs

Skala	Phase I (2 Wochen ohne antidepressive Therapie): n = 52 mit HAMD-Score > 18 am Tag 2			

	Tag 3		Tag 16	
	Mittelwert	Standardabw.	Mittelwert	Standardabw.
HAMD (17 Items)	25,0	8,6	22,5	11,3
MADRS	25,9	13,3	23,2	12,6
BRMS	19,86	8,7	16,9	8,7

Skala	Phase II (23 Tage antidepressive Therapie) n = 41 mit HAMD-Score > 18 am Tag 16			

	Tag 16		Tag 40	
	Mittelwert	Standardabw.	Mittelwert	Standardabw.
HAMD (17 Items)	24,5	10,5	18,1	11,0
MADRS	24,8	9,9	17,4	13,4
BRMS	19,6	8,0	12,4	8,8

4.3 Validität kategorialer Klassifikation

Die prädiktive Validität der 12 verwendeten Diagnosesysteme für endogene Depression war abhängig von dem verwendeten Indikator für den Therapieeffekt (Tab. 6). Bei Verwendung der Hamilton-Depressionsskala waren die Newcastle-Skala II, die Bech-Skala I (für endogene Depression) die Hamilton-Endomorphizitätsskala, die Wiener Forschungskriterien und die Kriterien von Klein prädiktiv für den Therapieeffekt (p = .05). Bei Verwendung der Montgomery-Asberg-Depressions-Ratingskala waren lediglich die Kriterien von Klein und die Bech-Skala I prädiktiv für den Therapieeffekt (p = .05). Bei Verwendung der Bech-Rafaelsen-Melancholieskala waren die Newcastle-Skala II, die Wiener Forschungskriterien, und die Kriterien von Klein prädiktiv für den Therapieeffekt (p = .05). Die Bech-Skala II (für Depression) war in der Teilstichprobe der depressiven Patienten ohne Wahnsymptomatik prädiktiv (p = .05) für einen ungünstigen Therapieverlauf.

Zahlreiche Studien und die klinische Erfahrung legen nahe, daß Patienten mit wahnhafter Depression schlechter auf trizyklische antidepressive Therapie ansprechen als Patienten ohne eine wahnhafte Depression. Da wahnhafte Depressionen häufig ein endogenomorphes Querschnittsbild aufweisen, ist die Möglichkeit auszuschließen, daß die therapieprädiktive Validität eines Diagnosesystems für endogene Depression durch Einschluß von wahnhaften Depressionen reduziert oder verdeckt wird. Daher wurde die Validität der Diagnosesysteme für endogene Depression zusätzlich für die Stichprobe der Patienten ermittelt, die zum Zeitpunkt des Eintritts in die Studie keine wahnhafte Depression aufwiesen. In dieser Stichprobe war eine höhere Validität der Gruppe der endogen-depressiven Patienten für die Voraussage des Therapieerfolgs zu beobachten (Tabelle 7): außer den in der Gesamtstichprobe gefundenen Diagnosesystemen, die den Therapieerfolg voraussagten, war in der Teilstichprobe der nicht wahnhafte depressiven Patienten die Diagnose einer endogenen Depression nach MDI prädiktiv für den Therapieeffekt (bei Verwendung der Hamilton-Depressionsskala als Indikator für die Therapieeffekt) (s. Maier et al., 1989).

Tabelle 7: Prädikation des Ansprechens auf dreiwöchige Therapie mit trizyklischen Antidepressiva durch diagnostische Subtypen für verschiedene Indikatoren des Therapieerfolgs bei Patienten mit "major depression" - empirische p-Werte (einseitige Tests) für die Kovarianzanalyse (Kovariate: Anfangsscore)

Prädiktor	HAMD	BRMS	MADRS
DSM-III:			
MDE mit Melancholie vs. MDE ohne Melancholie	$p > .10$	$p > .10$	$p > .10$
RDC:			
MDD endogenen Typ vs. MDD ohne endogenen Ty	$p > .10$	$p > .10$	$p > .10$
VRC:			
zyklotyhme AS vs. andere Depression	$p = .05*$	$p = .05*$	$p = .09*$
NCS I:			
endogene Depression vs. nicht endogene Depression	$p > .10$	$p > .10$	$p > .10$
NCS II:			
endogene Depression vs. nicht endogene Depression	$p = .02*$	$p = .04*$	$p = .06*$
TAC:			
endogene Depression vs. nicht endogene Depression	$p > .10$	$p > .10$	$p > .10$
HES:			
endogene Depression vs. nicht endogene Depression	$p = .04*$	$p = .07*$	$p = 10$
MDI:			
endogene Depression vs. andere Depressionen	$p = .06*$	$p = .06*$	$p > .10$

Tabelle 7 (Fortsetzung

Prädiktor	HAMD	BRMS	MADRS
Yale-Kriterien			
autonome Depression vs. andere Depressionen	$p > .10$	$p > .10$	$p > .10$
Klein-Kriterien			
endogene Depression vs. andere Depressionen	$p = .05*$	$p = .05*$	$p = .05*$
Bech I-Skala			
endogene Depression vs. andere Depressionen	$p = .04*$	$p = .08**$	$p=.04**$
Bech II-Skala			
neurotische Depression vs. andere Depressionen	$p > .10$	$p > .10$	$p > .10$

4.3.1 Andere Subtypisierungen depressiver Syndrome

Die Diagnose einer depressiven Episode mit stimmungskongruenten psychotischen Symptomen (wahnhaften Depression) sagt einen ungünstigen Therapieeffekt auf sämtlichen Beurteilungsskalen voraus ($p = .01$); (Tab. 8). Der RDC-Subtyp einer primären depressiven Episode war auf allen Beurteilungsinstrumenten mit einem günstigen Therapieerfolg assoziiert ($p=.05$). Die anderen untersuchten Subtypisierungen (bipolarer vs. unipolarer Verlauf, einzelne vs. wiederkehrende Episoden, depressive Episoden mit vs. ohne Panikattacken, reaktive vs. nicht reaktive Depression) waren nicht mit dem Therapieeffekt assoziiert (Tab. 8).

Tabelle 8: Prädikation des Ansprechens auf 3 wöchige Therapie mit trizyklischen Antidepressiva für verschiedene Indikatoren des Therapieerfolgs durch Klassifikation nach anderen Subtypen - empirische p-Werte für die Kovarianzanalyse mit zweiseitigen Tests (Kovariate: Anfangsscore)

	HAMD	BRMS	MADRS
DSM-III:			
MDE mit psychotischen Symptomen (stimmungskongr.) vs. andere Depressionen	p = .03**	p = .04**	p = .04**
MDE unipolar vs. bipolar	p > .10	p > .10	p > .10
MDE einzelne Episoden vs. wiederkehrende Episoden	p > .10	p > .10	p > .10
MDE mit Panikattacken	p = .09**	p >. 10	p > .10
RDC: MDD primär vs. sekundär	p = .05*	p = .05*	p = .04*
MDD situativ vs. andere Depressionen	p > .10	p > .10	p > .10

* = günstiges Ansprechen bei Vorliegen des erstgenannten Subtyps
** = ungünstiges Ansprechen bei Vorliegen des erstgenannten Subtyps

4.3.2 Validität von Einzelkriterien

Um die Unterschiede der einzelnen Diagnosesysteme bezüglich der Prädiktion des Therapieeffekts zu klären, wurde die prädiktive Validität von Einzelkriterien untersucht (jeweils bezogen auf die Hamilton-Depressionsskala als Indikator für den Therapieeffekt). Unter den diagnostischen Einzelkriterien für die Kategorie Melancholie in DSM-III waren die folgenden Kriterien mit dem Therapieeffekt (HAMD-Änderungsscore) assoziiert (Tab. 9): fehlende Reaktivität der

Stimmung (DSM-III), p = .05 (zweiseitige Testung); Früherwachen (DSM-III), p=.05 (zweiseitige Testung).

Unter den ausgewählten 3 verlaufsbezogenen Items der Newcastleskalen war lediglich die kurze Dauer der depressiven Episode (Newcastleskala II) signifikant mit einem günstigen Therapieerfolg assoziiert (p = .05, zweiseitige Testung). Die weiteren untersuchten verlaufsbezogenen Items der Newcastleskalen "abweichende Persönlichkeit" und "plötzliches Auftreten" waren nicht signifikant mit dem HAMD-Änderungsscore assoziiert. Alle berichteten diagnostischen Kriterien prädizierten ein günstigen Therapieeffekt. Insbesondere war dies für eine kürzere bisherige Dauer der Indexepisode der Fall.

Tabelle 9: Prädiktoren des Ansprechens auf 3 wöchige Therapie mit trizyklischen Antidepressiva durch diagnostische Einzelkriterien - empirische p-Werte für die Kovarianzanalyse mit zweiseitigem Test (Kovariat: Anfangsscore)

	HAMD (17 Items)	BRMS
Anhedonie	.09*	> .10
Fehlende Reaktivität	.04*	.06*
Abnorme Qualität	> .10	> .10
Morgentief	> .10	.06
Früherwachen	.05*	.04*
Hemmung/Agitation (augeprägt)	> .10	> .10
Appetit-und Gewichtsverlust (ausgeprägt)	> .10	> .10
Schuldgefühle (exzessiv)	> .10	> .10
Keine abweichende Persönlichk.	.09	> .10
plötzliches Auftreten	> .10	> .10
Dauer der Episode		
- kürzer als 2 Jahre	.03*	.04*
- kürzer als 1 Jahr	.08*	:05*

* günstiges Ansprechen bei Vorliegen des genannten Kriteriums
** ungünstiges Ansprechen bei Vorliegen des genannten Kriteriums

4.4 Diskussion der Therapiestudie

4.4.1 Zusammenfassende Wertung der Hauptergebnisse

Das Hauptergebnis dieser Therapiestudie ist, daß 5 der verwendeten Diagnosesysteme für endogene Depression unter zumindest einer der 3 verwendeten Meßmethoden einen günstigen Therapieeffekt prädizierten (p = .05). Allerdings waren lediglich 3 der zehn verwendeten Diagnosesysteme bei sämtlichen 3 Meßmethoden für den Therapieeffekt prädiktiv (p = .05). Die prädiktive Validität dieser Diagnosesysteme ist zunächst nur innerhalb eines explorativen Ansatzes gültig; werden diese Ergebnisse im Rahmen eines konfirmativen statistischen Ansatzes gewertet, so entsteht das Problem des multiplen Testens (Grove und Andreasen, 1982, Overall, 1987). Hierzu ist das sog. Alpha-Risiko, also das Signifikanzniveau zu adaptieren, so daß das Risiko von zufallsbedingten signifikanten Testergebnissen kontrolliert wird. Nach Bonferroni-Adjustierung war keines der genannten Diagnosesysteme signifikant. Gleichwohl können die Ergebnisse dieser Therapiestudie als Beleg für einen schwachen Trend zugunsten einer Prädiktion des antidepressiven Therapieerfolgs durch die Diagnose einer endogener Depression angesehen werden.

Die Plasmaspiegel von Imipramin und Amitriptylin waren nicht signifikant mit dem Therapieeffekt assoziiert. Die Beobachtung entspricht anderen Studien, in denen ebenfalls mit einer fixen Dosis gearbeitet wurde (Kocsis et al. 1986). Da alle Patienten dieselbe fixe orale Dosis (150 mg/täglich) erhielten, kann nicht geschlossen werden, daß Plasmaspiegel mit dem Therapieerfolg assoziiert sind; um eine solche These zu prüfen, wäre es nötig, systematisch die oralen Dosierungen zu variieren.

4.4.2 Vergleich mit anderen Studien

Prädiktion von Diagnosesystemen für endogene Depression: Die beobachtete geringe prädiktive Validität des diagnostischen Konzepts der endogenen Depression für die Voraussage des Therapieerfolgs unter Antidepressiva bestätigt eine Tendenz, die bereits in anderen Studien sichtbar wurde: ebenso wie in dieser Studie konnte in den Studien von Prusoff et al., 1979, Stewart et al. 1981, Coryell und Turner, 1985 der Therapieerfolg nicht durch die RDC-Kategorie "endogene Depression" prädiziert werden. Daneben liegen für die Newcastle-Skala I Therapiestudien vor, die eine prädiktive Validität dieses Diagnosesystems (Rao and Coppen, 1981; Karg-Sorensen et al. 1973) für das Ansprechen auf antidepressive Therapie berichten. In der vorgelegten Therapiestudie konnte diese Beobachtung nicht nachvollzogen werden. Dagegen wurde die Newcastle-Skala II als valide befunden. Für diese Skala liegen bisher kaum Validierungsstudien vor.

Die Kriterien der Newcastle-Skalen und der DSM-III-Melancholie-Skalen, die das Symptom "fehlende Reaktivität" und "Morgentief" repräsentieren, sind mit einem günstigen Therapieerfolg assoziiert. Beide Symptome sind diagnostische Kriterien für die Wiener Forschungskriterien, für die Bech-Skalen und für die Klein-Kriterien. Diese Diagnosesysteme leiten aus diesen Kriterien teilweise ihre prädiktive Valanz für das Therapieansprechen ab. In der Newcastle-Skala II findet sich ein weiteres Item, das einen günstigen Therapieerfolg prädiziert: das Kriterum der kurzen Dauer der Episode (Item Nr. 3). In anderen Prädiktorstudien mit trizyklischen Antidepressiva war dieses Item allerdings nicht mit dem Therapieerfolg assoziiert (Philipp et al, 1987; Philipp und Maier, 1988). Bei Philipp et al. (1987) und Philipp und Maier (1988) wurde das Fehlen einer abweichenden Persönlichkeit als prädiktiv für ein günstiges Therapieansprechen auf Doxepin gefunden. In der vorgelegten Therapiestudie war dieser Befund unter Amitriptylin und Imipramin nicht mehr reproduzierbar.

Die diagnostischen Kriterien, die prädiktiv für den antidepressiven Therapieerfolg sind, können nicht erklären, warum lediglich 5 unter den untersuchten 12 Diagnosesysteme für endogene Depression prädiktiv sind. Denn in jedem der untersuchten Klassifikationssysteme für endogene Depression findet sich mindestens eines der 3 prädiktiven Symptome als diagnostisches Kriterium; andererseits enthält aber keines dieser 5 als valide befundenen Diagnosesysteme mehr als 2 prädiktive Symptome als diagnostische Kriterien. In der diagnostischen Kategorie Melancholie (DSM-III) finden sich z. B. 2 der prädiktiven Symptome als diagnostischen Kriterien (fehlende Reaktivität der Stimmung, Morgentief); gleichwohl ist die DSM-III-Definition einer endogenen Depression nicht prädiktiv. Weitere unspezifische Merkmale der untersuchten Diagnosesysteme müssen daher neben den verwendeten diagnostischen Kriterien für die prädiktive Validität des einzelne Diagnosesystems verantwortlich sein (z. B. die diagnostischen Algorithmen).

Prädiktion des Therapieerfolgs durch andere Subtypen depressiver Syndrome: Die wahnhaft depressiven Syndrome verliefen in der überwiegende Zahl der hierzu publizierten Therapiestudien unter ausschließlicher Antidepressivatherapie relativ ungünstig (Spiker et al. 1985; Glassman et al. 1977, 1981; Davidson et al. 1977; Brown et al. 1982). In der vorliegenden Therapiestudie wurde das Ergebnis dieser Studien repliziert. Das mangelnde Ansprechen wahnhafter Depressionen auf eine Monotherapie mit trizyklischen Antidepressiva kann allerdings ein mögliches günstiges Ansprechen der nicht wahnhaften endogenen Depression verdecken. Dies gilt u.a. für die Diagnosensysteme, die die synthyme Wahnsymptomatik als Hinweis auf eine endogene Depression werten. Nach Ausschluß der Patienten mit wahnhafter Depression wurden entsprechend die empirischen p-Werte zugunsten eines günstigeren Ansprechens von endogenen Depressionen auf trizyklische Antidepressiva niedriger.

Die Unterscheidung zwischen primären und sekundären Depressionen zeigte sich in der vorgelegten Studie als prädiktiv für den Therapieverlauf: primäre Depressionen sprachen besser auf die trizyklische Antidepressivatherapie an. Ein ähnliches Ergebnis wurde in der Studie von Coryell und Turner (1985) gefunden. Eine mögliche Ursache für diese Beobachtung ist, daß die Remission sekundärer Depressionen an eine Remission der primären Erkrankung gekoppelt ist. Die antidepressive Montherapie ist aber für nicht affektive Primärerkrankungen möglicherweise nicht optimal.

Für reaktive (situative) Depressionen wurde kein signifikant verändertes Ansprechen auf trizyklische Antidepressiva gefunden. Dieser Befund bestätigt das Ergebnis früherer Studien (Steward et al. 1983, Prusoff et al. 1980).

4.4.3 Methodische Probleme

Quitkin et al. (1984) haben gezeigt, daß eine Beobachtungszeit von mehr als 6 Wochen notwendig ist, um Responder auf Antidepressiva zu identifizieren. Dagegen fanden Howard und Grace (1982), daß eine 3-Wochen-Periode ausreicht, um das Ansprechen auf Antidepressiva bei stationären nicht wahnhaften depressiven Patienten mit hinreichender Sicherheit festzustellen. Gestützt auf diese Beobachtung von Howard und Grace (1982) wurde in unserer Untersuchung die Dauer einer Therapiephase mit 3 Wochen festgesetzt. Eine längere Therapieperiode war unter stationären Behandlungsbedingungen bei vielen der untersuchten Patienten nicht durchführbar: eine Verlängerung der Therapieperiode hätte also die Repräsentivität der untersuchten Stichprobe reduziert.

Eine längere Therapieperiode war auch deshalb nicht notwendig, da Patienten mit Spontanremission innerhalb der ersten 2 Wochen nicht in die Therapiephase mit Antidepressiva aufgenommen wurden. Aufgrund der Arbeit von Quitkin et al. (1984) kann nämlich angenommen werden daß eine Response auf Placebo vorwiegend innerhalb der ersten beiden Wochen eintritt. Die Anzahl der Patienten mit Spontanremissionen (Placeboresponder) wurde daher in der untersuchten Stichprobe gering gehalten. Das durchgeführte Untersuchungsdesign ist damit geeignet, das Ansprechen auf eine antidepressive Therapiemit Trizyklika zu identifizieren.

5 Untersuchungen mit dem Validierungskriterium "Langzeitverlauf"

5.1 Fragestellung der Verlaufsstudie

Untersuchungsziel ist die vergleichende Validierung unterschiedlicher Subtypisierungen depressiver Syndrome am Kriterium des Langzeitverlaufs. Dabei werden für die Validierungsprüfung die beiden in der neueren Literatur gängigen Teilkriterien "Dauer der Indexepisode" und "Dauer des episodenfreien Intervalls" verwendet. Um die Anzahl wesentlicher Validierungskriterien möglichst gering zu halten, wird dem zuletztgenannten Teilkriterium die Priorität gegenüber dem erstgenannten Teilkriterium gegeben. Diese Rangordnung rechtfertigt sich aus den Schwierigkeiten zur Messung der Dauer der Indexepisode (s. u.).

Aus der Übersicht über die bislang vorliegenden Arbeiten (Tab. 2) geht hervor, daß die Unterscheidung zwischen endogenen und nicht-endogenen Depressionen nach verschiedenen Diagnosesystemen bisher nicht eingehend auf ihre Validität untersucht wurden. Insbesondere ist die Validität von Diagnosestellungen, die sich nicht auf RDC beziehen, weitgehend ungeklärt.

Für andere Subtypisierungen depressiver Syndrome, die sich nicht auf die Differenzierung zwischen endogenen und nicht endogenen Depressionen beziehen, liegen - vor allem für die Subtypen der wahnhaften "major depression" und der bipolaren Depressionen - mehrere Verlaufsuntersuchungen vor. Die Mehrheit der Literatur belegt (s. o.), daß für die wahnhafte "major depression" zumindest in den ersten 2 Jahren ein ungünstigerer Verlauf als für den Subtyp der nicht wahnhaften "major depression" zu erwarten ist (Winokur, 1984). Für die Differenzierung zwischen unipolaren und bipolaren Depressionen liegen widersprüchliche Resultate für die prädiktive Valenz von Langzeitverläufen vor (Angst, 1980, Keller and Shapiro, 1982). Die Feststellung der Validität dieser Subtypen depressiver Syndrome bezüglich des Kriteriums "Langzeitverlauf" bedarf also weiterer Untersuchungen.

In der vorgelegten Verlaufsuntersuchung wurden keine Patienten mit wahnhafter "major depression" aufgenommen. Hierfür gibt es 2 Gründe: zum einen ist die prädiktive Valenz dieses Subtyps für den Langzeitverlauf bereits in mehreren Studien dokumentiert; zum anderen war die Anzahl von Patienten mit wahnhafter "major depression" bei der Erstuntersuchung so gering (n = 8), daß die gesonderte Untersuchung dieses Subtyps in der zur Verfügung stehenden Stichprobe nicht sinnvoll erschien.

Die zu prüfenden Hypothesen sind:

1. endogene Depressionen zeigen eine kürzere Dauer des episodenfreien Intervalls als nicht endogene bzw. neurotische Depressionen;
2. nicht situative und wiederkehrende Depressionen und Depressionen mit Panikattacken haben verkürzte episodenfreie Intervalle.

Für primäre Depressionen kann keine Prüfhypothese aufgestellt werden.

5.2 Stichprobe, Durchführung und Methoden der Verlaufsstudie

5.2.1 Stichprobe und Durchführung

Selektionskriterien: Patienten, die zum Zeitpunkt der Indexuntersuchung sowohl eine MDE (DSM-III) als auch eine MDD (RDC) aufwiesen.

Ausschlußkriterien waren: Wahnhafte Symptomatik zum Zeitpunkt der Indexuntersuchung oder während der damals gegenwärtigen Episode (MDE mit stimmungskongruenten oder stimmungsinkongruenten Symptomen nach DSM-III); schizophrene oder schizophrenieforme Erkrankung (nach DSM-III) oder schizophrene oder schizoaffektive Erkrankungen nach RDC in der Anamnese; gegenwärtige oder frühere Abhängigkeit von Alkohol, Medikamenten oder Drogen (nach DSM-III oder ICD-9); Anfallsanamnese; schwerwiegende körperliche Begleiterkrankungen während der Indexuntersuchung oder körperliche Erkrankungen, die geeignet sind, die psychopathologische Symptomatik zu modifizieren; Alter jünger als 20 und älter als 60 Jahre zum Zeitpunkt der Indexuntersuchung.

Durchführung der Indexuntersuchung: Alle Patienten, die im Zeitraum von Oktober 1982 bis zum Juni 1983 in der psychiatrischen Klinik aufgenommen wurden und die oben genannten Selektionskriterien erfüllten, wurden mit dem strukturierten Interview Present State Examination (PSE); (Wing et al. 1979) befragt; der Untersucher war aufgefordert, nach dem PSE-Interview eine Kriterien-Checkliste auszufüllen, die die Manuale des DSM-III , des RDC, der Taylor-Abrams-Kriterien, der Wiener Forschungskriterien, der beiden NewcastleSkalen, des Michigan-Diskriminationsindex für endogene Depression und der Hamilton-Endogenomorphizitätsskala (HES) umfaßte; wenn die Information, die der Untersucher durch das PSE-Interview erhalten hat, nicht ausreichte, schloß sich eine freie Exploration zur Vervollständigung der notwendigen Information an.

Durchführung der Verlaufsuntersuchung: Alle Patienten, die bei der Indexuntersuchung die angeführten Selektionskriterien erfüllten, wurden nach exakt 3 Jahren aufgefordert, an einer Befragung über ihre Symptomatik und ihre psychosoziale Anpassung teilzunehmen; die ehemaligen Patienten wurden gebeten, hierzu in die psychiatrische Klinik zu einem Interview zu kommen; falls ihnen das nicht möglich war, wurde ihnen angeboten, daß sie von einem Untersucher zu Hause befragt werden. Die Verlaufsuntersuchung fand in einer Sitzung statt. Dabei wurden 2 Instrumente verwendet:ein semistrukturiertes Interview zur Beurteilung des Verlaufs der psychopathologischen Symptomatik (PODI-KAT); dieses Interview erfragt für jedes einzelne Quartal des Beurteilungszeitraums die psychopathologisch relevante Symptomatik; es erlaubt innerhalb eines festen Zeitraumes Diagnosen nach den Manualen des DSM-III, der RDC, der Wiener Forschungskriterien, der Taylor-Abrams-Kriterien und - unter Einbeziehung von Vorverlaufsinformationen - der Newcastle-Skalen zu stellen; die Diagnosestellungen können für die einzelnen Quartale während des Verlaufszeitraums gesondert durchgeführt werden; ebenso wurde das Beurteilungsinstrument für den Verlauf der Symptomatik und der psychosozialen Beeinträchtigung aus der Collaborative Study (LIFE; Keller et al. 1987) verwendet; die LIFE-Daten gehen jedoch nicht in die Auswertung ein.

Beurteiler: Die Indexuntersuchung wurde von 4 Ärzte durchgeführt; diese nahmen an einem gemeinsamen Training zur Sicherung der Reliabilität des PSE und der diagnostischen Beurteilung der verwendeten Kriteriencheckliste teil; am Ende der 15 Trainingssitzungen wurde für die Diagnose einer MDE und einer schizophrenen Erkrankungen nach DSM-III und RDC eine ausreichende Reliabilität (kappa > .75) festgestellt. Die Daten dieser Indexuntersuchung sind Gegenstand der Monographie von Philipp und Maier (1987).

Da die Verlaufsuntersuchung die Kapazität der Ärzte der Psychiatrischen Klinik Mainz überschritt, wurde sie von 3 Doktoranden durchgeführt, die in 15 Trainingssitzungen den Gebrauch des semistrukturierten Verlaufsinterviews PODI-KAT einübten. Am Ende der Trainingssitzungen war die Übereinstimmungsreliabilität für die Feststellung einer depressiven Episode während eines 3-Jahres-Verlaufs ausreichend (kappa > .85).

Stichprobenumfang: Bei der Indexuntersuchung wurden 206 Patienten rekrutiert; 112 dieser Patienten erfüllten die angegebenen Selektionskriterien zum Zeitpunkt der Indexuntersuchung. 88 dieser Patienten (= 79%) nahmen an der Verlaufsuntersuchung teil. Unter den an der Verlaufsuntersuchung nicht teil nehmenden Patienten waren 3 verstorben, 1 nicht auffindbar, 24 waren entweder aus dem Mainzer Raum verzogen oder sie lehnten eine Teilnahme ab.

5.2.2 Methoden der Auswertung

Definition des Validierungskriteriums "Langzeitverlauf": Der Langzeitverlauf depressiver Erkrankungen wird in der neueren Literatur (z. B. Keller et al. 1982, Keller et al. 1982) durch die folgenden psychopathologischen "outcome"-Variablen charakterisiert:

a) Dauer der Indexepisode (Dauer von Beginn der Episode bis zur Indexuntersuchung plus Dauer von der Indexuntersuchung bis zum Ende der Episode);
b) Dauer von der Indexuntersuchung (während der depressiven Episode) bis zum Ende der depressiven Episode;
c) Dauer des episodenfreien Intervalls nach Abklingen der depressiven Indexepisode bis zum erneuten Auftreten einer Episode einer affektiven oder schizoaffektiven oder schizophrenen Erkrankung (MDE, manische Episode oder Episode einer schizoaffektiven Erkrankung oder Beginn einer schizophrenen oder schizophreniformen Erkrankung nach RDC oder DSM-III).

Es erfolgt eine Beschränkung auf die "outcome"-Variablen b) und c); beide Parameter beziehen sich nur auf Zeiträume nach der Indexuntersuchung. Der in a) genannte Parameter wird nicht geprüft; dieser kann im vorliegenden Design nur durch die Addition zweier Schätzungen (Indexuntersuchung: bisherige Dauer der Episode; Verlaufsuntersuchung: Dauer der Indexepisode nach Indexuntersuchung) ermittelt werden; daher muß mit einem relativ großen Schätzfehler gerechnet werden.

Das Ende einer Episode wird bei diesen Definitionen (entsprechend der in der Collaborative Study erarbeiteten Konventionen: Keller et al. 1982) für jenen Zeitpunkt markiert, für den erstmals:

a) höchstens 2 der in DSM-III angegebenen acht diagnostischen Kriterien für eine "major depression" nach RDC oder DSM-III (mit oder ohne eine assoziierte depressive Stimmung) auftreten und keine manische Episode oder psychotische Störung nach RDC oder DSM-III vorhanden sind und
b) für mindestens 2 der nachfolgenden Monate niemals mehr als 2 der diagnostischen Kriterien aus der DSM-III bzw. RDC-Definition von MDE bzw. MDD über einen zusammenhängenden Zeitraum von 2 Wochen oder mehr auftraten; ebenso traten während der 2 nachfolgenden Monate keine mani-

schen oder hypomanischen Episoden oder psychotische Störungen nach DSM-III oder RDC auf.

5.2.3 Statistische Methoden

Beim Vergleich von 2 Teilstichproben bezüglich psychopathologischer Verlaufskriterien ergibt sich das Problem der "Zensorierung"; denn:

a) nicht alle Patienten remittieren während des Beobachtungszeitraums von 3 Jahren (11 von 88 remittieren nicht), so daß die Dauer der Indexepisode nicht in jedem Fall exakt festgelegt werden kann;
b) nicht alle remittierten Patienten entwickeln neuerliche Episoden, so daß die Dauer des episodenfreien Intervalls nicht in jedem Fall festgelegt werden kann.

Die klassischen parametrischen oder nicht parametrischen Verfahren, die die Gleichheit von Mittelwerten oder Medianen von 2 Teilstichproben überprüfen, sind nur dann anwendbar, wenn die Länge der Zeitintervalle beurteilt werden kann; im gegenteiligen Fall, wenn also die Zeitintervalle "zensoriert" sind, müssen spezielle statistische Prüfverfahren angewandt werden. Für diese Situation haben sich die "Life-table-Analysismethoden" (auch Survivalanalysismethoden genannt) durchgesetzt. Dabei wird bei zensorierten Zeitintervallen eine Schätzung über die zu erwartende Dauer des Zeitintervalls vorgenommen. Die Quantile (z. B. Median) der Dauer von Episoden oder episodenfreien Zeiträumen können mit der Kaplan-Meier-Schätzung (Kalbfleisch und Prentice, 1980) ermittelt werden. Beim statistischen Vergleich zwischen 2 Teilstichproben werden anstelle der zensorierten Zeitintervallen die geschätzten nicht-zensorierten Zeitintervalle verwendet. Die Validierung von Diagnosestellungen an psychopathologischen Verlaufskriterien erfolgt (in Analogie zu den Arbeiten von Keller et al., 1982) mit dem Mantel-Haenszel-Test (Mantel-Cox-Test), der eine Variante der Survivalanalyse darstellt.

5.3 Ergebnisse der Verlaufsstudie

5.3.1 Dauer der Indexepisode nach Indexuntersuchung

Dauer der Indexepisode und modifizierende Faktoren (außer Klassifikation):
Von den 88 Patienten, die an Wiederholungsuntersuchung nach 3 Jahren teilnahmen, waren 11 Patienten (13%) noch nicht von der Indexepisode remittiert. Wegen dieser geringen Anzahl an chronifizierten depressiven Syndromen wurde keine Aufschlüsselung nach diagnostischen Subtypisierungen vorgenommen. Weitere Indikatoren für die Dauer der Indexepisode nach der Erstuntersuchung sind: das 25% Quantil beträgt 2,1 Monate (d. h. 25% der Patienten sind innerhalb von 2,1 Monaten von der Indexepisode remittiert). Der Median beträgt 3,9 Monate (d. h. nach 3,9 Monaten sind 50 % der Patienten von der Indexepisode remittiert); (Abbildung 1).

Männliche und weibliche Patienten unterscheiden sich bezüglich der Dauer der Indexepisode nach der Indexuntersuchung nicht signifikant (Mantel-Cox-Test, p > .10). Die Gruppe der älteren Patienten unterschied sich von der Gruppe der jüngeren Patienten (Alter dichotomisierter Median) nicht in der Dauer der Indexepisode (Mantel-Cox-Test, p > .10); (s. Abbildungen 1,2).

Während der Indexepisode war die Medikation nicht standardisiert. Alle 88 Patienten, die an der Verlaufsstudie teilnahmen, erhielten während des stationären Aufenthaltes antidepressive Medikation (Trizyklika, tetrazyklische Antidepressiva, MAO-Hemmer oder Sulpirid). Trizyklische Antidepressiva wurden innerhalb der ersten 3 Wochen der Therapie in einer Minimaldosis von 150 mg täglich verordnet. Für keine der verwendeten Diagnosesysteme (Tabelle 10, 11) gab es eine Interaktion zwischen der verordneten Medikamentengruppe und der vorgenommenen diagnostischen Differenzierung; für jede verwendete diagnostische Differenzierung wurde eine 2 x 4-Felder-Tafel erstellt (2 diagnostischen Klassen, 4 medikamentöse Substanzklassen); der Chi-Quadrat-Test ergab jeweils empirische p-Werte größer als .10.

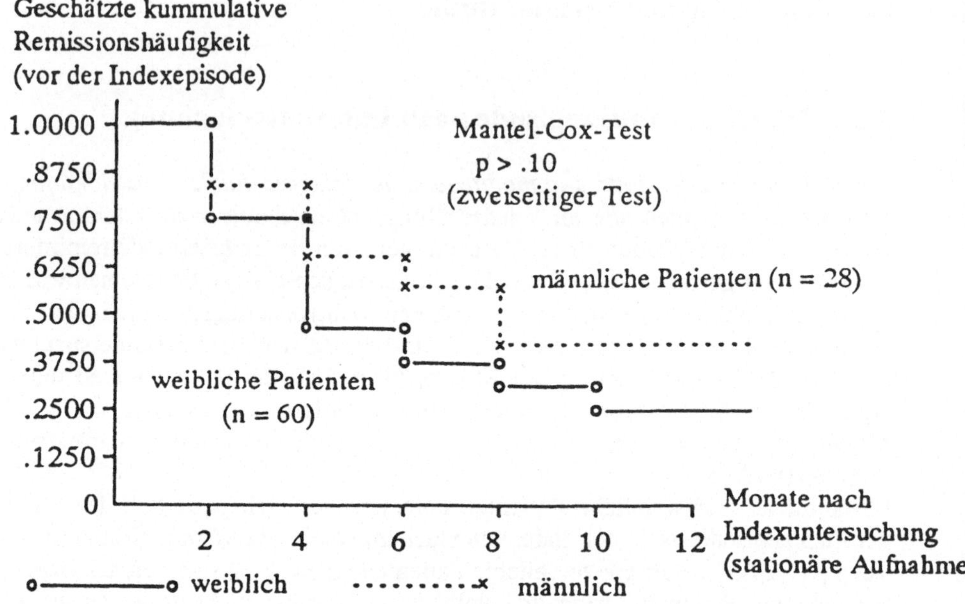

Abbildung 1: Einfluß des Geschlechts auf die Dauer der Indexepisode (Kaplan-Meier-Schätzung)

Einfluß der Diagnose "endogene Depression" auf die Phasendauer: Die entsprechend den verschiedenen Subtypisierungen gebildeten Teilgruppen wurden zunächst bezüglich der Dauer der Indexepisode miteinander verglichen. Für lediglich fünfr der verwendeten 10 Klassifikationssysteme zur Differenzierung zwischen endogenen und nicht endogenen Depressionen war - entsprechend der Ausgangshypothese - der Median der Dauer der Indexepisode für endogene Depressionen niedriger als für die Vergleichsgruppen (Tabellen 10, 11). Im Mantel-Cox-Test fand sich lediglich für die Diagnose "endogene Depression" nach der Newcastle-Skala II eine signifikant kürzere Phasendauer der Indexepisode bei endogenen Depressionen (zweiseitiger Test, Signifikanzniveau $p = .05$). Nach Bonferroni-Adjustierung bleibt dieses Ergebnis allerdings nicht signifikant ($p < .05$).

Einfluß anderer Klassifikationssysteme auf die Phasendauer: Für andere Subtypisierungen depressiver Syndrome zeigten sich die folgenden Resultate: die Dauer der Indexepisode nach der Indexuntersuchung bei depressiven Episoden im Rahmen bipolarer Verläufe war signifikant kürzer als bei unipolaren Verläufe (zweiseitiger Mantel-Cox-Test mit p =.05). Bei depressiven Episoden, die mit Panikattacken assoziiert waren, wurde eine signifikant längere Phasendauer beobachtet als für depressive Episoden ohne Panikattacken (zweiseitiger Mantel-Cox-Test p = .05). Der Median der Phasendauer (nach Indexuntersuchung) für wiederkehrende depressive Episoden war niedriger als für die erstmalig auftretenden depressiven Episoden; die Phasendauer von reaktiven depressiven Episoden war länger als die von nichtreaktiven Episoden. Die unterschiedlichen Phasendauern aufgrund der beiden letztgenannten Subtypisierungen waren jedoch nicht statistisch signifikant (zweiseitiger Mantel-Cox-Test, p > .10). Auch der Unterschied des Medians zwischen primären und sekundären Episoden war nicht signifikant.

Tabelle 10: Median der Dauer der Indexperiode (Monate) und des episodenfreien Intervalls (Monate) für endogene und nicht endogene Depressionen nach unterschiedlichen Klassifikationssystemen

	Dauer der Indexperiode nach Erstuntersuchung (Monate) Median	Dauer des episodenfreien Intervalls nach Remission (Monate) Median
DSM-III:		
MDE mit Mel. vs.	3,6	27,0
MDE ohne Mel.	4,9	22,6
RDC:		
MDD endog. Typs vs.	4,4	26,5
MDD nicht endog.	3,8	22,4
NCS I:		
endog. Depr. vs.	3,8	28,3
nicht endog. Depr.	6,2	19,5
NCS II:		
endog. Depr. vs.	3,2	28,5
nicht endog. Depr.	6,2*	19,5
VRC:		
depr. zykloth. AS	4,9	29,6
vs andere Depr.	3,3	18,5
TAC:		
endog. Depr. vs.	3,2	28,8
andere Depr.	5,1	18,6
MDI:		
endog. Depr. vs.	5,0	18,0
andere Depr.	3,4	28,8
HES:		
endog. Depr. vs.	5,3	23,4
andere Depr.	3,5	25,6
Bech I:		
endog. Depr. vs.	4,4	19,7
nicht endog. Depr.	3,4	28,1
Bech II:		
neurot. Depr. vs.	2,9	23,3
nicht neurot. Depr.	4,9	25,4

.05 = p=.10 (eins. Test);.01= p = .05 (einseitiger Test) **p = .0 (zweis. Test)

Tabelle 11: Median der Dauer der Indexperiode (Monate) und des episoden-freien Intervalls (Monate) für Subtypen depressiver Syndrome (DSM-III/RDC)

Subtypisierungen	Dauer der Indexepisode	Dauer des episodendenfreien Intervalls
DSM-III:		
bipolare MDE vs.	2,0*	16,9
unipolare MDE	5,5	29.0
DSM-III:		
erste Episode vs.	3,3	28,0
wiederkehr. MDE	4,6	23,8
RDC:		
situative MDD vs.	4,4	24,8
nicht situative MDD	3,8	23,9
RDC:		
primäre MDD vs.	4,4	30,6**
sekundäre MDD	3,9	14,0
DSM-III:		
MDE mit Panikattacken vs.	3,9	17,0**
MDE ohne Panikattacken	5,8	28,9

* p = .05; ** p = .01 (zweiseitiger Test)

5.3.2 Dauer des episodenfreien Intervalls

Dauer des episodenfreien Intervalls und modifizierende Fakten: Von den 77 Patienten, die innerhalb der 3-Jahresperiode von der Indexepisode remittierten, stellte sich bei 40 eine neuerliche depressive Episode ein. In etwa der Hälfte der Subgruppen berichteten weniger als 50% der Patienten, die von der Indexepi-sode remittierte, das Auftreten einer neuerlichen Episode. Daher ist es notwen-dig, Schätzungen des Medians für die Dauer des episodenfreien Intervalls in den Subgruppen mit der Survivalanalyse (Kaplan-Meier-Schätzung) vorzunehmen. Die Dauer des episodenfreien Intervalls in der Gesamtstichprobe von 77 Patien-ten zeigt die folgenden Charakteristika: das 25% Quantil beträgt 7 Monate (d. h. 25% der Patienten, die von der Indexepisode remittierten, entwickeln innerhalb von 7 Monaten nach Remission von der Indexepisode eine neuerliche depressive Episode); der Median beträgt 24,4 Monate (d. h. 50% der Patienten, die von der

Indexepisode remittierten, entwickeln nach Remission der Indexepisode innerhalb von 24,4 Monaten eine neuerliche Episode).

Männliche Patienten unterschieden sich in der Dauer des episodenfreien Intervalls (Mantel-Cox-Test, p > .10) nicht von weiblichen Patienten. Jüngere Patienten unterschieden sich (Dichotomisierung des Alters am Median) in der Dauer des episodenfreien Intervalls (Mantel-Cox-Test, p > .10) nicht von älteren Patienten (Abbildung 2).

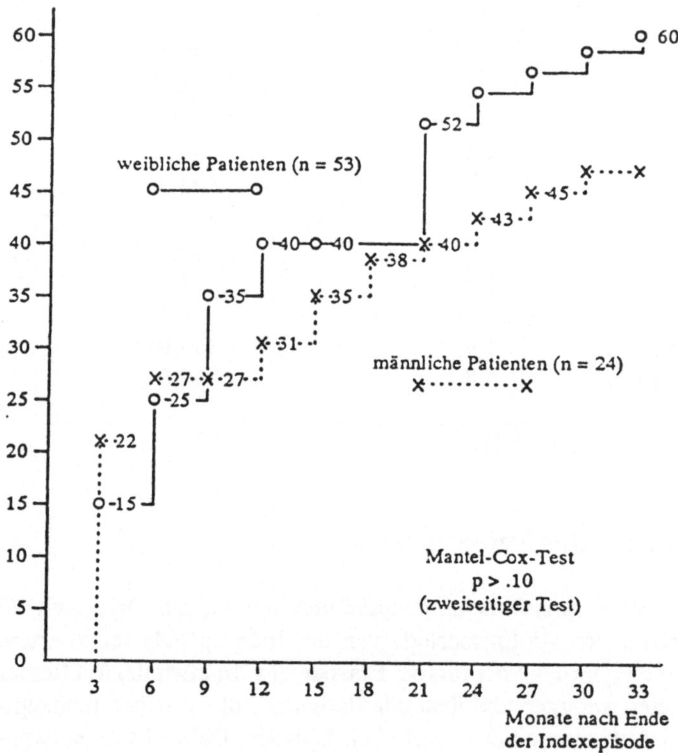

Abbildung 2: Einfluß des Geschlechts auf die Dauer des episodenfreien Intervalls (Kaplan-Meier-Schätzung)

Bei den Patienten, die von der Indexepisode remittierten, wurde vor der stationären Entlassung das weitere therapeutische Vorgehen festgelegt; allen Patienten und ihren Ärzten wurde empfohlen, die eingeleitete Antidepressivatherapie für mindestens ein halbes Jahr fortzuführen; Patienten mit bipolar verlaufenden depressiven Episoden wurden zusätzlich auf Lithium eingestellt, wenn sie innerhalb von 2 Jahren mindestens 2 affektive Episoden entwickelt hatten oder wenn sie während ihres Lebens 3 affektive Episoden gezeigt hatten. Ein signifikanter Zusammenhang zwischen Langzeitmedikation und einer der diagnostischen Gruppierungen fand sich nicht (2 x 2 Tafeln jeweils mit p > .09).

Einfluß der Diagnose "endogene Depression" auf die Dauer des episodenfreien Intervalls: Entgegen der Ausgangshypothese einer verkürzten Dauer des episodenfreien Intervalls bei endogenen Depressionen werden für acht der zehn diagnostischen Definitionen höhere Medianwerte für die Dauer des episodenfreien Intervalls beobachtet; allerdings sind die beobachteten Unterschiede in der Dauer des episodenfreien Intervalls nicht signifikant (Mantel-Cox-Test, p > .05); (Tab. 10).

Einfluß anderer Subtypisierungen auf die Dauer des episodenfreien Intervalls: Der Median für die Dauer des episodenfreien Intervalls nach depressiven Episoden im Rahmen bipolarer Verläufe ist niedriger als der Median nach depressiven Episoden im Rahmen unipolarer Verläufe (Tab. 11); dieses Ergebnis entspricht der Ausgangshypothese eines längeren episodenfreien Intervalls für unipolar verlaufende depressive Episoden. Allerdings konnten mit dem Mantel-Cox-Test keine signifikanten Unterschiede für die Dauer des episodenfreien Intervalls zwischen bipolar und unipolar verlaufenden depressiven Episoden gefunden werden.

Entsprechend der Prüfhypothese berichten Patienten mit wiederkehrenden depressiven Episoden zum Zeitpunkt der Indexuntersuchung über kürzere episodenfreie Intervalle als Patienten mit nur einer depressiven Episode zum Zeitpunkt der Indexuntersuchung. Im Mantel-Cox-Test ergibt sich für den Vergleich zwischen Patienten in der ersten Episode und Patienten mit wiederkehrenden Episoden ein grenzwertig signifikantes Resultat (p = .06).

Die Mehrzahl der Patienten mit primären depressiven Episoden berichtet eine längere Dauer des episodenfreien Intervalls als Patienten mit sekundären depressiven Erkrankungen; der Mantel-Cox-Test weist diesen Unterschied als signifikant bei einseitiger und bei zweiseitiger Testung aus (p = .02 bzw. .01).

Patienten mit Panikattacken während der depressiven Episode zum Zeitpunkt der Indexuntersuchung haben in der Mehrzahl im Vergleich zu depressiven Patienten ohne Panikattacken eine verkürzte Dauer des episodenfreien Intervalls. Dieser Unterschied ist im Mantel-Cox-Test bei einseitiger und zweiseitiger Testung signifikant (p = .025 bzw. .050). Patienten mit reaktiven depressiven

Episoden berichten eine kürzere mittlere Dauer des episodenfreien Intervalls. Dieses Ergebnis ist nicht signifikant (p > .05 ein- oder beidseitiger Test).

5.3.3 Diagnostische Einzelkriterien für "endogene Depression" und Verlauf

Um zu prüfen, ob Einzelkriterien für die Diagnose einer endogenen Depression (beurteilt bei der Indexuntersuchung) auf den weiteren Verlauf der depressiven Syndrome einen Einfluß haben, wurden elf Einzelkriterien ausgewählt: die acht Symptome, die nach DSM-III die Kategorie "Melancholie" definieren und 3 Kriterien aus den beiden Newcastle-Skalen, die den Vorverlauf charakterisieren. Die folgenden 4 signifikanten Ergebnisse (p = .05) wurden ermittelt (Tab. 12):

Tabelle 12: Prädiktion der Dauer der Indexepisode (nach Erstuntersuchung) und des episodenfreien Intervalls durch Querschnittssymptome der Indexepisode (DSM-III-Melancholie-Kriterien) und durch Vorverlaufscharakteristika

Verhältnis der Hazardraten (Symptom vorhanden vs. nicht vorhanden)		
	für Dauer der Indexepisode	für Dauer des episodenfreien Intervalls
Anhedonie	1,06	1,37
fehlende Reaktivität	0,79	0,66
abnorme Qualität	0,78	0,54
Morgentief	0,76	0,56
Früherwachen	0,67	0,58
Hemmung/Agitation (ausgepr.)	0,85	1,16
Appetit- u.Gewichtsverl. (ausgeprägt)	1,78*	1,94**
Schuldgefühle (exzess.)	0,91	0,81
keine abweichend Persönlichk.	0,97	1,31
plötzliches Auftreten	1,38	1,31
max. Dauer der Episoden		
- kürzer als 2 Jahre	1,27	0,66
- kürzer als 1 Jahr	1,28	1,16

* .05 = p = .10; (*) .01 = p = .05 (zweiseitiger Test); ** p = .01 (zweiseitiger Test)

ausgeprägter Appetit- und Gewichtsverlust (Prädiktion einer kürzeren Indexepisode und eines kürzeren episodenfreien Intervalls).

Daneben fanden sich grenzwertige Signifikanzen (.05 < p = .10) für die Kriterien (p = .06): Anhedonie (Prädiktion eines kürzeren episodenfreien Intervalls); plötzliches Auftreten der Indexepisode (Prädiktion einer kürzeren Indexepisode und eines kürzeren episodenfreien Intervalls).

Dauer der Indexepisode kürzer als 2 Jahre bis zum Zeitpunkt der Indexuntersuchung (Prädiktion einer kürzeren weiteren Dauer der Indexepisode).

5.4 Diskussion der Verlaufsstudie

5.4.1 Zusammenfassende Wertung der Ergebnisse

Das Hauptergebnis der prospektiven Verlaufsuntersuchung ist, daß die Differenzierung zwischen endogenen und nicht- ndogenen bzw. neurotischen Depressionen ("major depression") keine prädiktive Validität für die Dauer des episodenfreien Intervalls nach Remission von der Indexepisode aufweist. Dieses Ergebnis ist unabhängig von den verwendeten Klassifikationssystem.

Auch bei der Prädiktion der Dauer der Indexepisode nach der stationären Klinikaufnahme waren alle verwendeten Diagnosesysteme für endogene Depression nicht valide - mit Ausnahme der Newcastle-Skala II. Die Differenzierungen zwischen primären und sekundären depressiven Episoden sowie zwischen depressiven Episoden mit Panikattacken und depressiven Episoden ohne Panikattacken zeigten dagegen eine signifikante prädiktive Validität: primäre depressive Episoden und depressive Episoden ohne Panikattacken waren mit einem günstigeren langfristigen Verlauf (längere Dauer des episodenfreien Intervalls) assoziiert.

Auch die Differenzierungen zwischen depressiven Episoden mit Panikattacken und depressiven Episoden ohne Panikattacken sowie die Differenzierung zwischen bipolaren und unipolaren Verläufen depressiver Episoden prädizierte die Dauer der Indexepisode: depressive Episoden ohne Panikattacken und depressive Episoden im Rahmen bipolarer Verläufe waren mit einer kürzeren Dauer der Indexepisode assoziiert.

5.4.2 Vergleich mit anderen Studien (Phasendauer/Länge des episodenfreien Intervalls)

Im Vergleich zu anderen publizierten Verlaufsstudien ergeben sich die folgenden Parallelen: der Median für die Dauer des episodenfreien Intervalls (24 Monate) entspricht dem Median für die Dauer des episodenfreien Intervalls aus den gepoolten Daten prospektiver Verlaufsstudien: Lavori et al. (1984) haben die Daten von prospektiven Verlaufsstudien, die methodischen Minimalkriterien genügten, gemeinsam analysiert; sie fanden dabei, daß ca. 50% der Patienten 2 bis 2½ Jahre nach Remission der Indexepisode erneut eine depressive Episode entwickelt hatten. Andererseits wurden in einer Teilstichprobe der Studie zur "Psychobiology of Depression" bei einer Einjahresverlaufsuntersuchung andere Rückfallquoten beobachtet (Keller et al. 1982): 25% der von der Indexepisode remittierten Patienten befanden sich bereits nach 3 bis 4 Monaten in einer neuerlichen Episode einer affektive Erkrankung; der entsprechende Wert in der vorgelegten Verlaufsstudie beträgt 7 Monate. Die kürzere Dauer des episodenfreien Intervalls in der Studie von Keller et al. (1982) ist möglicherweise auf den kürzeren Beobachtungszeitraum zurückzuführen; diese Studie zeichnet sich nämlich gegenüber anderen Verlaufsstudien durch eine hohe Frequenz von Untersuchungen aus (halbjährliche Untersuchungen). Lange Beobachtungszeiträume bei Wiederholungsuntersuchungen führen wahrscheinlich zu einer Identifizierung von teilremittierten Zustandsbilder mit vollremittierten Zustandsbilder. Im Einklang mit dieser Interpretation ist die Beobachtung, daß in Verlaufsstudien mit einem noch längeren Abstand zwischen den Wiederholungsuntersuchungen (Angst, 1980) eine noch längere Dauer des episodenfreien Intervalls berichtet wird: Angst (1980) gibt an, daß der Median der Dauer des episodenfreien Intervalls bei unipolaren Episoden über 40 Monate und bei bipolar verlaufenden Depressionen über 25 Monate liegt (Berechnung der Dauer des episodenfreien Intervalls aus der Differenz von Zyklusdauer und Phasendauer). Diese Gegenüberstellung macht deutlich, daß die statistischen Kennwerte für die Dauer des episodenfreien Intervalls von der Länge des Beobachtungszeitraums und der Anzahl der durchgeführten Wiederholungsuntersuchungen abhängen. Im folgenden wird davon ausgegangen, daß die möglichen beobachtungsbedingten Verfälschungen bei der Abschätzung des episodenfreien Intervalls und der Phasendauer gleichmäßig über die zu vergleichenden diagnostischen Subtypen affektiver Erkrankungen verteilt sind. Diese Grundannahme ist plausibel, sie kann jedoch nicht durch Daten gestützt werden.

Subtypen depressiver Syndrome als Prädiktoren: Die Ausgangshypothese war ein betont episodenhafter Verlauf endogener Depressionen: die Episoden sind kürzer als bei nicht endogenen Depressionen; das episodenfreie Intervall ist kürzer als bei nicht endogenen Depressionen (d. h. endogene Depressionen manifestieren sich in häufigeren Episoden).

Diese Hypothese eines betont episodenhaften Verlaufs endogener Depressionen konnte nicht einmal tendenziell bestätigt werden: für die Mehrzahl der Diagnosesysteme war die Dauer des episodenfreien Intervalls bei endogenen Depressionen sogar länger als bei anderen Depressionen. Die mangelnde Validität dieser diagnostischen Differenzierung ist nicht auf die kategoriale Fassung des Konzepts endogener Depression zurückzuführen. Keines unter den untersuchten dimensionalen Klassifikationssystemen für endogene Depression konnte am Langzeitverlauf validiert werden.

Keine prospektive Studie mit operationalisierten Diagnosesystemen kam bislang zu einem anderen Ergebnis. Da die episodenfreien Intervalle bei endogenen Depressionen auch jeweils länger sind als bei den entsprechenden Vergleichsgruppen, ist die fehlende Bestätigung der Ausgangshypothese wahrscheinlich nicht auf einen zu geringen Stichprobenumfang zurückzuführen.

Lediglich ein Diagnosensystem für endogene Depression - die Newcastle-Skala II - war für die Dauer der Indexepisode nach der Indexuntersuchung prädiktiv (p = .05). Ein möglicher Grund für diesen Befund ist allerdings, daß sich dieses Diagnosesystem von anderen dadurch unterscheidet, daß eine kürzere Dauer der Episode als Kriterium für eine endogene Depression gewertet wird. Daher ist die Wertigkeit dieses Befundes beschränkt.

Angst (1980) hat 2 Prädiktoren für die Phasendauer und die Zykluslänge (Summe aus Phasendauer und Dauer des episodenfreien Intervalls) besonders herausgearbeitet: bipolar verlaufende depressive Episoden zeigten eine kürzere Phasendauer und eine kürzere Zyklusdauer als unipolar verlaufende depressive Episoden; mit zunehmender Phasenzahl nahm die Dauer der Phasen zu und die Zykluslänge ab; diese Beobachtung impliziert mit zunehmender Phasenzahl eine Reduktion der Dauer des episodenfreien Intervalls. Die vorliegende Verlaufsstudie bestätigte diese Befunde durch entsprechende Medianwerte: die Dauer der Indexepisode (nach der Indexuntersuchung) war bei bipolar verlaufenden depressiven Episoden niedriger als bei unipolar verlaufenden; sie war für die erste Episode niedriger als für wiederkehrende Episoden; der Median für die Dauer des episodenfreien Intervalls war für bipolar verlaufende depressive Episoden niedriger als für unipolar verlaufende; er war für singuläre Episoden depressiver Erkrankungen höher als für wiederkehrende Episoden. Im Rahmen der Survivalanalyse war jedoch nur der Unterschied zwischen bipolar verlaufenden und unipolar verlaufenden depressiven Episoden in der Dauer der Indexepisode nach der Indexuntersuchung signifikant (p < .05); der Unterschied in der Dauer des episodenfreien Intervalls zwischen einzelnen und wiederkehrenden Episoden war grenzwertig signifikant. Der entsprechende Befund von Keller et al. (1982) konnte also tendenziell bestätigt werden.

Die fehlende prospektive Verlaufsvalidität der Differenzierung einer reaktiven (situativ bedingten) depressiven Episoden von einer nichtreaktiven depressiven Episoden, die in der vorliegenden Verlaufsstudie beobachtet wurde, bestätigt die Ergebnisse von Hirschfeld et al. (1982, 1985). Dieses Ergebnis ist ein weiterer Beleg für die mangelnde Validität dieser diagnostischen Differenzierung, die lediglich im RDC vorgenommen wird.

Die prospektive Verlaufsvalidität der Differenzierung zwischen primären und sekundären depressiven Episoden ist strittig (Andreasen und Winokur, 1979, Reveley and Reveley, 1981, Clayton, 1983, Brim et al. 1984, Stancer et al. 1984, Akiskal et al. 1978, Andreasen et al. 1988). In der vorliegenden Studie konnte im Gegensatz zur These einer ausgeprägteren Persistenz bei sekundären depressiven Episoden (Brim et al. 1984; zitiert nach Angst, 1987) kein signifikanter Unterschied in der Dauer der Indexepisode gefunden werden. Die Mehrzahl der retrospektiven Verlaufsstudien und die prospektiven Studien von Andreasen et al. 1988 und Andreasen und Winokur 1979 fanden ebenso keinen Unterschied zwischen primären und sekundären Depressionen bezüglich der Dauer der Indexepisode.

In Übereinstimmung mit Brim et al. (1984) konnte jedoch ein ungünstigerer Verlauf von sekundären depressiven Episoden beobachtet werden: bei vergleichbarer Dauer der Indexepisode war die Dauer des episodenfreien Intervalls bei sekundären depressiven Episoden kürzer. Eine Häufung wiederkehrender depressiver Episoden bei sekundären Depressionen konnte auch in Verlaufsstudien bei Patienten mit primären Angsterkrankungen und sekundär aufgetretenen depressiven Episoden gefunden werden: s. die retrospektive Verlaufsstudie von Breier et al. (1986) und die prospektive Verlaufsuntersuchung von Maier und Buller (1988). Stancer et al. (1984); (retrospektive Studie) und Clayton et al. (1980) berichteten keine höheren Episoden bei sekundären Depressionen. Diese Diskrepanz der Ergebnisse verschiedener Verlaufsuntersuchungen zur Differenzierung zwischen primären und sekundären Depressionen ist wahrscheinlich auf die unterschiedliche Stichprobenzusammensetzung zurückzuführen: in der vorliegenden Verlaufsuntersuchung wurden Patienten mit Alkoholabhängigkeit und Alkoholmißbrauch nicht in die Prüfstichprobe aufgenommen; sekundäre depressive Episoden entwickelten sich bei der Mehrzahl der Patienten auf der Basis einer primären Angsterkrankung (50%). Entsprechend ergibt sich aus dem Vergleich unserer Studie mit anderen Verlaufsstudien die Hypothese (Clayton et al. 1980), daß die sekundären depressiven Episoden einen heterogenen Verlauf zeigen: bei primären Angsterkrankungen kommt es zu einer Häufung der depressiven Episoden im Vergleich zu primären depressiven Erkrankungen; diese

Aussage ist wahrscheinlich für sekundäre Depressionen nach primärer Alkoholabhängigkeit nicht gültig.

Die Diagnose einer "major depression" mit Panikattacken war mit einer signifikanten Verkürzung des episodenfreien Intervalls und einer signifikanten Verlängerung der Dauer der Indexepisode und der Indexuntersuchung assoziiert. In der einzigen bisher publizierten prospektiven Verlaufsuntersuchung, die die Validität dieser diagnostischen Differenzierung untersuchte, wurde - ebenso wie in der vorliegenden Studie - eine längere Dauer der Indexepisode (beginnend mit der Indexuntersuchung) beobachtet (Coryell et al. 1988); diese Studie von Coryell et al. (1988) macht aber keine Angaben zur Dauer des episodenfreien Intervalls.

Zusammenfassend kann festgestellt werden, daß die Differenzierung zwischen endogenen und nicht endogenen Depressionen keine Verlaufsvalidität beanspruchen kann; die einzige Ausnahme von dieser These ist die Newcastle-Skala II, die eine längere Restdauer der Indexepisode prädizierte. Dagegen waren die Differenzierungen nach bipolar und unipolar verlaufenden depressiven Episoden, nach dem Vorliegen von Panikattacken und die Unterscheidung zwischen primären und sekundären depressiven Episoden aufgrund des Kriteriums der prospektiven Verlaufsbeurteilung valide.

6 Untersuchungen zum Validierungsparameter "familiäre Belastung"

6.1 Fragestellung der Familienstudie

Untersuchungsziel ist die vergleichende Validierung unterschiedlicher Subtypisierungen depressiver Syndrome am Kriterium der familiären Belastung (bezogen auf Angehörige 1. Grades) mit "major depression", wiederkehrender "major depression", beliebigen Formen affektiver Erkrankungen und Alkoholismus. In der Literatur werden 2 dieser 4 Kriterien eine besondere Priorität zugewiesen: der familiären Belastung mit "major depression" und der familiären Belastung mit Alkoholismus (Weissman et al., 1986, Winokur, 1986). Die beiden anderen Angehörigendiagnosen, die sich auf affektive Erkrankungen beziehen (wiederkehrende "major depression", jegliche Form affektiver Erkrankungen) werden verwendet, um die Relevanz einer erhöhten oder einer erniedrigten

Restriktivität bei der Fallidentifikation von depressiven Erkrankungen bei Angehörigen zu studieren.

Die vorliegende Literatur (s. Tab. 3) belegt, daß sich die Unterscheidung zwischen bipolaren und unipolaren Depressionen in der überwiegenden Mehrheit von Familienstudien als valide erwiesen hat. Daher verzichtete die durchgeführte Familienstudie auf den Einschluß von Familien von Patienten mit bipolarer Depression.

Die publizierten Familienstudien, die auf Fragen der Klassifikation Bezug nehmen, verwendeten vorwiegend das RDC- bzw. das DSM-III-System. Die Definition der endogenen Depression nach RDC oder DSM-III zeigte in den vorliegenden Familienstudien keine überzeugende Validität. Für andere diagnostische Definitionen von endogener Depression liegen dagegen keine (z. B. Wiener Forschungskriterien) oder widersprüchliche Befunde (z. B. Yale-Kriterien) zur Validität bezüglich des Kriteriums "familiäre Belastung" vor. Ein Untersuchungsziel dieser Familienstudie ist es daher die Frage der familiären Belastung bei endogen-depressiven Patienten auf polydiagnostischer Grundlage zu bearbeiten.

Für andere Subtypisierungen depressiver Syndrome, die nicht auf die Differenzierung von endogenen und nicht endogenen Depressionen Bezug nehmen, liegt ebenfalls eine Serie von Familienstudien vor. Für einige dieser Subtypisierungen (z. B. "major depression" mit Panikattacken vs. "major depression" ohne Panikattacken) bedürfen die vorliegenden Befunde der Replikation. Für andere Subtypisierungen liegen widersprüchliche Befunde vor (z. B. wahnhafte vs. nicht wahnhafte "major depression"), so daß neuerliche Untersuchungen zur Validität dieser Subtypisierungen notwendig sind.
Die zu prüfenden Hypothesen sind:

1. Endogene Depressionen haben eine vermehrte familiäre Belastung mit affektiven Erkrankungen und eine verminderte familiäre Belastung mit Alkoholismus.
2. Wahnhafte, primäre, nicht situative und wiederkehrende Depressionen und Depressionen mit Panikattacken verhalten sich ebenso.

6.2 Stichprobe, Durchführung und Methoden der Familienstudie

6.2.1 Stichprobe und Durchführung

128 konsekutiv aufgenommene stationäre Patienten, die den folgenden Selektionskriterien genügten, wurden in die Studie aufgenommen:

Einschlußkriterien für Patienten: Gegenwärtige depressive Episode (MDE) unipolar und DSM-III ("major depression") ohne gegenwärtige oder frühere stimmungskongruente psychotische Symptome; gleichzeitig wurde gefordert, daß die Kriterien einer "major depression" (MDD) nach RDC erfüllt sind; Alter: 20 bis 70 Jahren; Einverständnis des Patienten über die Befragung seiner Familie; Einverständnis der persönlich befragten Angehörigen über eine Befragung zu ihrer psychiatrische Anamnese; Einverständnis des Patienten und der persönlich befragten Angehörigen zur Befragung über nichtpersönlich befragbare Angehörige.

Ausschlußkriterien für Patienten: Begleitende, schwerwiegende körperliche Erkrankungen; Anfallsanamnese; frühere oder gegenwärtige schizophrene, schizoaffektive oder schizophrenieforme Erkrankung (DSM-III oder RDC) oder frührerer Alkohol-, Drogen- oder Medikamentenabusus oder -abhängigkeit; keine Angehörigen ersten Grades (älter als 17 Jahre), die zu einer persönlichen Befragung bereit oder in der Lage waren.

Verwendete Untersuchungsinstrumente: Die persönliche Befragung von Patienten und Angehörigen ersten Grades wurde mit dem strukturierten Interview SADS-LA (Endicott et al. 1985) durchgeführt; dieses Interview wurde von uns für diesen Zweck ins Deutsche übersetzt. Die Reliabilität des SADS-LA für die Feststellung von affektiven Störungen und Alkoholismus ist ausreichend (Leboyer et al. 1991).

Für die zusätzliche polydiagnostische Beurteilung der depressiven Symptomatikder Patienten wurde das polydiagnostische Interview PODI in einer zusätzlichen Sitzung durchgeführt.

Für die Befragung von Angehörigen über persönlich nicht befragbare Angehörige (z .B. nicht erreichbar oder verstorben) wurde die Family-history-Methode nach dem dem FISC (Mannuzza et al. 1985) verwendet; die mit der Family-history-Methode erhobenen Beurteilungen gingen nicht in die hier dargestellten Ergebnisse ein.

Durchführung der Studie: Die behandelnden Ärzte waren jeweils aufgefordert, festzustellen, ob neuaufgenommene Patienten und deren Angehörige den genannten Selektionsbedingungen genügen. Depressive Patienten, die nach dem Urteil des behandelnden Arztes die notwendigen Kriterien erfüllten, wurden zunächst um ihr Einverständnis zu einer persönlichen Befragung über ihre psychiatrische Anamnese gebeten; sobald diese vorlag wurden 2 diagnostische Sitzungen durchgeführt: eine mit dem Instrument SADS-LA und eine mit dem Interview PODI. Wenn der Patient aufgrund der Ergebnisse dieser Interviews die angegebenen Selektionskriterien erfüllte, wurde um Einverständnis zur Befragung seiner Familie gebeten; falls dieses Einverständnis erteilt wurde, nahmen entweder die behandelnden oder die an der Studie teilnehmenden Ärzte Kontakt mit den Angehörigen 1. Grades auf und fragten diese nach ihrem Einverständnis zur persönlichen Befragung bezüglich ihrer psychiatrischen Anamnese. Die Angehörigen, die sich nicht zu einer persönlichen Befragung bereit fanden oder dazu nicht in der Lage waren, wurden um ihrem Einverständnis gebeten, daß ihre psychiatrische Anamnese durch Befragung anderer Familienangehöriger erhoben wird. Mit diesem Vorgehen wurden 128 Patienten mit mindestens einem persönlich befragbaren Angehörigen für die Familienstudie rekrutiert.

Die Interviews (SADS-LA) mit Angehörigen 1. Grades, die sich zur persönlichen Befragung bereit fanden, wurden entweder in der Klinik oder in der Wohnung der Angehörigen durchgeführt (Festlegung des Ortes durch die Angehörigen).

Die Durchführung der Befragung erfolgte nach den folgenden Blindbedingungen: die Untersucher wußten nicht die Diagnose des Patienten, dessen Familie untersucht wurde; ebenso wurde dem Interviewer nicht mitgeteilt, in welchem Verwandtschaftsgrad der befragte Verwandte zum Indexprobanden (Patienten) steht; diese Blindbedingungen entsprechen dem internationalen Standard (z.B. Weissman et al. 1986).

Die Diagnosen für Patienten und Angehörigen wurden aufgrund der Interviewunterlagen und nach Beiziehung aller verfügbaren anderen Informationsquellen (insbesondere Krankenakten bei bereits vorher behandelten Patienten oder Angehörigen) gestellt; die Diagnosen wurden entsprechend den Grundsätzen der "best estimate diagnosis" (Leckman et al. 1983) ermittelt; diese Diagnosen wurden nicht von den Untersuchern, sondern von unabhängigen Psychiatern (n = 2) getroffen; bei dieser endgültigen Diagnosestellung waren Name, Status (Patient/Angehöriger) oder Verwandtschaftsgrad des Beurteilten nicht bekannt.

Beurteiler: Da die Anzahl der im Rahmen von Familienstudien durchzuführenden diagnostischen Interviews die Kapazitätsgrenze der ärztlichen Mitarbeiter unserer Klinik überstieg, wurden Medizindoktoranden mit psychiatrischer Vorerfahrung (Famulatur, PJ, früherer Arbeit als Krankenpfleger etc.) in einer mehrmonatigen Trainingsphase in die psychiatrische Klassifikation, die Handhabung strukturierter Interviews und den Gebrauch der Instrumente SADS-LA,

FISC und PODI eingeführt. Vor Beginn der Studie fanden 20 mehrstündige Sitzungen statt, in denen Patienten mit den verwendeten Instrumenten befragt wurden. Es wurden 2 Doktorandengruppen gebildet: eine (n = 8) arbeitete mit dem SADS-LA und dem FISC und eine andere (n = 3) mit dem PODI. Parallel zu und nach diesen Trainingsseminaren beteiligten sich die Doktoranden an Interviews, die von Ärzten oder erfahrenen Doktoranden durchgeführt wurden (Teilnahme an mindestens 20 solchen Interviews). Diese Ausbildungsstrategie sicherte in allen Doktorandengruppen für die Beurteilung von diagnostischen Hauptkategorien eine ausreichende Reliabilität (Test-Retest); (Kappa > .75 für MDE, Alkoholismus und Panikerkrankung).

Die Zuteilung der Beurteiler zu den Familien erfolgte so, daß ein Beurteiler höchstens ein Mitglied einer Familie untersuchte.

Stichprobenumfang: 128 untersuchte Patienten hatten eine gegenwärtige MDE. Diese Teilstichprobe war die Grundlage für die Validierungsuntersuchung zur Klassifikation depressiver Erkrankungen.

Diese 128 depressiven Patienten hatten 522 lebende Angehörige ersten Grades. 346 Angehörige konnten persönlich befragt werden; von 32 Angehörigen lagen außerdem fremdanamnestische Informationen vor, die ebenfalls Grundlage für eine "best-estimate diagnosis" waren. 176 Angehörige waren nicht persönlich befragbar; Lebenszeitrisiken für diese Angehörigen werden hier nicht dargestellt.

Persönliche Interviews mit dem SADS-LA (Family-study-Methode) weisen eine höhere Sensitivität für affektive Syndrome als Beurteilungen auf fremdanamnestischer Grundlage auf (Andreasen et al. 1986). Daher wurde die Auswertung auf die Angehörigen beschränkt, für die SADS-LA-Interviews vorlagen. Die fremdanamnestischen Angaben über nicht persönlich befragbare Angehörige wurden in dieser Darstellung nicht verwendet.

Auswertung: Die Subtypisierung der depressiven Erkrankungen bei Patienten (Indexprobanden) erfolgte im Rahmen dieser Arbeit aufgrund der Diagnosestellungen im PODI; für jede zu validierende diagnostische Differenzierung wurde die Stichprobe in Teilstichproben zerlegt, die bezüglich des Lebenszeitrisikos für das Auftreten ausgewählter psychischer Störungen in der Familie verglichen wurden. Tabelle 13 gibt den geschlechtssepezifischen Stichprobenumfang für jede untersuchte Diagnosekategorie an

Tabelle 13: Untersuchte Stichprobe (Familienstudie) - Geschlechtsspezifische Diagnosehäufigkeit und Häufigkeiten von untersuchten Angehörigen

	Patienten (n = 128)		Anzahl persönlich befragter Angehöriger in Abhängigkeit von der Diagnose des Indexfalles	
	männl.	weibl.	männl.	weibl.
RDC				
endog. Depr.	26	34	98	95
DSM-III				
MDE m. Mel.	20	24	50	56
NCS I				
endog. Depr.	23	36	81	83
NCS II				
endog. Depr.	26	30	73	73
VRC				
zykloth. AS	29	30	76	74
TAC				
endog. Depr.	40	46	116	120
MDI				
endog. Depr.	34	44	110	106
HES				
endog. Depr.	32	35	94	98
Klein Kriterien				
endog. Depr.	27	16	70	71
Yale Kriterien				
autonome Depr.	16	16	63	66
ICD-10				
schwere Depr.	30	31	73	71

Tabelle 13 (Fortsetzung)

	Patienten (n = 128)		Anzahl persönlich befragter Angehöriger in Abhängigkeit von der Diagnose des Indexfalles	
	männl.	weibl.	männl.	weibl.
Bech I				
endog. Depr.	39	42	115	125
Bech II				
neurot. Depr.	20	22	46	51
RDC				
wahnhaft MDD	5	5	14	17
RDC				
MDD situativ	20	32	60	75
RDC				
MDD primär	27	37	75	70
DSM-III				
rezidiv. MDE	32	39	82	85
DSM-III				
MDE m. PA	18	22	49	55

Die ausgewählten psychiatrischen Erkrankungen, deren Lebenszeitprävalenzen bei Familienangehörigen ersten Grades zwischen den verschiedenen diagnostischen Gruppen von Patienten verglichen wurden, waren:

1. MDE (mindestens eine Episode);
2. wiederkehrende MDE (mindestens 2 depressive Episoden);
3. alle Formen affektiver Erkrankungen: MDE, intermittierende Depression nach RDC, Minor-depression-Zyclothymie nach DSM-III, Hypomanie nach RDC, manische Episode nach DSM-III oder RDC;
4. Alkoholabusus nach DSM-III. Diese Angehörigendiagnosen wurden aufgrund des SADS-LA-Interviews und fremdanamnestischer Angaben mit der Methode der "best estimate diagnosis" festgestellt.

6.2.2 Statistische Methoden

Es stehen 3 statistische Indikatoren für die familiäre Häufung psychiatrischer Erkrankungen zur Verfügung:

1. Die relative Häufigkeit der positiven Fälle bei den Angehörigen ersten Grades von Patienten in den einzelnen diagnostischen Gruppen. Die relative Häufigkeit wurde zum Beispiel in der Arbeit von Andreasen et al. (1987) als Indikator für die familiäre Häufung verwendet. Dieser Indikator hat den Nachteil, daß er von der Altersstruktur der Angehörigen abhängt: das Nichtauftreten einer Erkrankung bei einem 18jährigen Angehörigen wird bei diesem Koeffizienten ebenso gewertet wie das Nichtauftreten einer psychiatrischen Störung bei einem 70jährigen Angehörigen, obwohl der erstere während seines weiteren Lebens noch psychiatrische Störungen entwickeln kann. Die Altersabhängigkeit dieses statistischen Koeffizienten kann insbesondere Verfälschungen induzieren, wenn ein Vergleich zwischen 2 Patientengruppen vorgenommen wird, deren Angehörige keine vergleichbare Altersstruktur aufweisen. Daher sind die beiden folgenden statistische Methoden entwickelt worden, die dem Problem der Altersabhängigkeit Rechnung tragen.
2. Die größte Akzeptanz als statistischer Kennwert für die familiäre Häufung von Erkrankungen weist die sog. abgekürzte Weinberg-Methode auf, die 1935 von Strömgren in einer Modifikation vorgeschlagen wurde (Strömgren, 1935). Er führte die empirische Verteilung des Erstmanifestationsalters als Maß für das Risiko ein, in bestimmten Zeitabschnitten an dieser psychiatrischen Störung zu erkranken. Während die relative Häufigkeit die Anzahl der positiven Fälle auf die gesamte Anzahl der Angehörigen bezieht, werden bei der Berechnung des Morbiditätsrisiko mit der Strömgren-Weinberg-Methode die positiven Fälle auf eine sog. Bezugsziffer bezogen; zur Berechnung der Bezugsziffer wird jeder Angehörige, der die zur Diskussion stehende Störung nicht aufweist, durch einen altersspezifischen Risikokoeffizienten charakterisiert: dieser stellt den altersspezifischen Anteil des Risikos für die Erkrankung dar: wenn also z. B. 25% der Patienten vor dem 20 Lebensjahr erkranken, so wird einem 20jährigen, nicht erkrankten Angehörigen eines Patienten der Koeffizient 0.25 zugeordnet. Die Bezugsziffer ist als die Summe der Anzahl der erkrankten Angehörigen zuzüglich der Summe der altersspezifischen Risikokoeffizienten für die nicht erkrankten Angehörigen definiert.
   Für die Berechnung des Morbiditätsrisikos (Strömgren-Weinberg) ist es notwendig, die Verteilung des Ersterkrankungsalters zu ermitteln. Gershon et

al. (1982) haben hierfür ein Verfahren vorgeschlagen, das auch in dieser Arbeit verwendet werden wird: sie haben untersucht, welcher Verteilungsfamilie die empirische Verteilung (EV) des Ersterkrankungsalters zugeordnet werden kann. Sie fanden, daß die EV für die Klasse der affektiven Erkrankungen und für Subtypen affektiver Erkrankungen einer Log-Normal-Verteilung entspricht. Die Parameter der Log-Normal-Verteilung für ein Kollektiv von Patienten und Angehörigen können aus der empirischen Verteilung geschätzt werden. Diese spezifische Verteilungsfunktion erlaubt dann die altersspezifische Wahrscheinlichkeit dafür anzugeben, zu einem früheren Zeitpunkt zu erkranken (bezogen auf Patienten und Angehörige). Diese altersspezifische Wahrscheinlichkeit wird als Maß für das Risiko angesehen, das ein gesunder Angehöriger mit einem bestimmten Alter bereits passiert hat. Für jeden gesunden Angehörigen kann auf diese Weise der seinem Alter entsprechende Risikokoeffizient ermittelt werden; dieser liegt zwischen 0 und 1; er stellt den Beitrag eines gesunden Angehörigen zur Bezugsziffer dar. Die erkrankten Angehörigen werden bei der Berechnung der Bezugsziffer stets mit "1" bewertet.

3. Eine weitere Methode zur Quantifizierung der familiären Häufung wird durch die Survivalmethode (Life-table-Methode) bereitgestellt. Mit diesem statistischen Verfahren ist es möglich, für jedes Lebensalter aufgrund der empirischen Verteilung für das Alter der Erstmanifestation einer Erkrankung eine alterskorrigierte Schätzung der Anzahl der erkrankten Fälle in einem Angehörigenkollektiv anzugeben. Zu beachten ist, daß die Survivalanalyse nicht nur die alterskorrigierten Lebenszeitprävalenzen einer Erkrankung in verschiedenen Gruppen vergleicht; der Zeitpunkt der Erstmanifestation einer Erkrankung wird mitberücksichtigt; eine Gruppe unterscheidet sich von einer anderen Gruppe um so mehr, je häufiger und je frühzeitiger die Erkrankung in dieser Gruppe auftritt. Der Mantel-Cox-Test erlaubt die Prüfung auf Gleichheit zwischen den Morbiditätsrisiken in 2 Teilstichproben.

Die Life-table-Methode stellt außerdem ein weiteres, besonders elegantes Verfahren zum Vergleich der familiären Häufung von Erkrankungen zwischen 2 Gruppen bereit: die Regressionsanalyse von Cox (Kalbfleisch und Prentice, 1974). Diese basiert auf der sogenannten Hazardrate, die angibt, wie groß die Wahrscheinlichkeit von Neuerkrankungen innerhalb einer Zeiteinheit in der Gruppe der Probanden ist, welche die Erkrankung bis zu einem festen Zeitpunkt noch nicht entwickelt haben.

Die geläufigste Regressionsmethode von Cox benutzt das sog. proportionale Hazardmodell, in dem angenommen wird, daß die Hazardraten unabhängig vom Alter sind. Diese Bedingung ist häufig nicht erfüllt; trotzdem kann die Regressionsmethode von Cox angewendet werden, wenn die von Kalbfleisch und Prentice (1974) vorgeschlagenen Korrekturverfahren berücksichtigt werden (Restratifizierung nach geeigneten Parametern wie Alter, Geschlecht). Das Verhältnis der Hazardraten von 2 Teilgruppen kann als relatives Risiko für das Auftreten einer Erkrankung gewertet werden; es ist möglch diesen Koeffizienten auf eine signifikante Abweichung von 1 (gleiches Risiko in beiden Gruppen) zu testen. Die Cox-Regressionsmethode ist v. a. dann nützlich, wenn Alters- und Geschlechtsfaktoren zu kontrollieren sind.

Für die Quantifizierung der familiären Häufung der 4 verschiedenen Krankheitskategorien (s. oben) werden im folgenden sowohl das Morbiditätsrisiko (Strömgren) als auch das relative Risiko im Rahmen der Cox-Regressionsanalyse ermittelt. Die statistischen Testverfahren des Mantel-Cox-Tests und der Regressionsanalyse von Cox (mit der Korrekturmethode von Kalbfleisch und Prentice) werden benutzt, um verschiedenen diagnostische Gruppen bezüglich des Vorkommens und des Zeitpunkts des Auftretens psychischer Störungen zu vergleichen.

6.3 Ergebnisse der Familienstudie

6.3.1 Häufigkeit psychiatrischer Erkrankungen in der Gesamtstichprobe

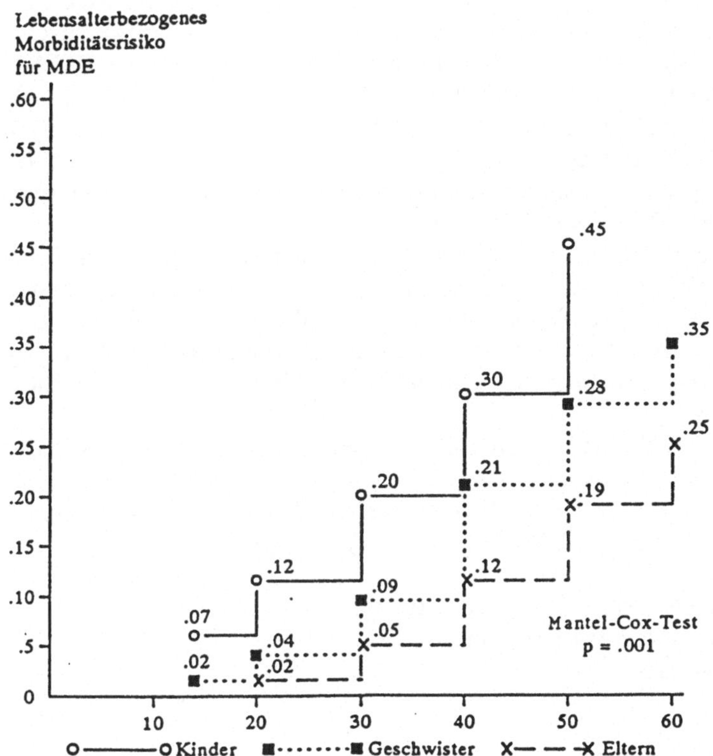

Abbildung 3: Generationeneffekte für das Auftreten einer Major Depression (MDE) bei Angehörigen 1. Grades von Patienten mit unipolarer MDE

128 Patienten mit einer unipolaren "major depression" und deren Familien wurden untersucht.

61 der 346 (18%) Angehörigen 1. Grades, die persönlich interviewt wurden, berichteten während ihres Lebens mindestens eine Episode einer MDE gehabt zu haben. 24 der 346 (7%) untersuchten Angehörigen berichteten über mehrere Episoden einer MDE; 85 (25%) berichteten über irgendeine Form einer affektiven Erkrankung, wobei neben einer MDE und einer manischen Episode auch "minor depression" (RDC), Hypomanien und Zyklothymien (DSM-III) und intermittierende Depressionen sowie labile Persönlichkeiten (RDC) gewertet wurden (Tab. 14). Während Patienten mit Alkoholabhängigkeit in der Anamnese nicht in die Studie aufgenommen wurden, berichteten 25 der 346 (8%) Angehörigen über einen Alkoholabusus (Alkoholismus) nach den Kriterien von DSM-III (Lebenszeitdiagnose). Im Gesamtkollektiv der Angehörigen fanden sich bei acht (2%) bipolare (I) affektive Erkrankungen (Vorliegen einer manischen Episode (nach DSM-III) während des bisherigen Lebens); 5 (2%) der persönlich befragten Angehörigen hatten eine Schizophrenie oder eine schizophrenieformen Erkrankung nach DSM-III oder RDC (Tab. 14).

Die Lebenszeitprävalenzen ("morbid risks") von Angehörigen, die nach der Strömgen-Weinberg-Methode errechnet wurden, sind für "major depression", wiederkehrende "major depression", affektive Erkrankungen und Alkoholabusus in Tabelle 15 angegeben. Abbildung 3 stellt die altersspezifischen Wiederholungsrisiken für "mayor depression" getrennt für Kinder, Geschwister und Eltern dar.

Wegen der Altersadjustierung sind die Morbiditätsrisiken regelmäßig höher als die relativen Häufigkeiten.

Die Lebenszeitrisiken für das Auftreten von Erkrankungen bei Angehörigen 1. Grades (nach der Strömgren-Weinberg-Methode) betragen:
- für "major depression" .24,
- für wiederkehrende "major depression" .10,
- für jegliche Form affektiver Erkrankungen .34,
- für Alkoholismus .13.

Tabelle 14: Absolute Häufigkeiten psychiatrischer Störungen bei den persönlich befragten Angehörigen ersten Grades von stationären Patienten mit unipolarer "major depression" (MDE)

Angehörigendiagnosen	männliche Angehörige n = 164	weibliche Angehörige n = 182
Schizophrenie/schizophrenie- forme Störungen unspezif. funkt. Psychose (DSM-III/RDC)	1	2
schizoaffekt. Störung (RDC) "major depression"	1	1
MDE (DSM-III) -unipolar -bipolar	24 2°	31 3
"major depression" (MDE) einzelne Episode	14	17
rezidivierende Episode	10	14
Dysthymie (DSM-III)*	2	1
intermitt. Depression* RDC	3	2
labile Persönlichk.* (RDC)	2	1
"minor depression"* (RDC)	6	8
alle Formen einer affekt. Erkrankung	47	67
Paniksyndrom (DSM-III)	7	12

Tabelle 14 (Fortsetzung)

Angehörigendiagnosen	männliche Angehörige n = 164	weibliche Angehörige n = 182
phobische Störungen (DSM-III)**	7	16
general. Angstsyndrom (DSM-III)**	8	17
alle Formen von Angst- erkrankung	18	37
Zwangssydrom	2	1
Alkohol-/Drogen-/ Medikamentenabusus	15	8
alle Formen phobischer Störungen (i.e. alle o. g.)	60 (37%)	81 (45%)

*: wird nur gezählt, falls keine "major depression" vorlag; **: wird nur gezählt, falls kein Paniksydrom vorlag; o. ein weiterer männlicher Angehöriger berichtete lediglich eine manische Episode

6.3.2 Einfluß von Alter und Geschlecht

Im Gesamtkollektiv unterscheiden sich männliche und weibliche Patienten nicht bezüglich des Lebenszeitrisikos von Angehörigen ersten Grades für das Auftreten aller affektiven Erkrankungen, für eine "major depression", für eine wiederkehrende "major depression" oder für Alkoholismus (Mantel-Cox-Tests, $p >$ .05). Die Stichprobe der Patienten wurde nach dem Median des Alters dichotomisiert. Jüngere Patienten unterscheiden sich nicht von älteren Patienten bezüglich des Lebenszeitrisikos für "major depression", für eine wiederkehrenden "major depression", für affektive Erkrankungen oder für Alkoholismus (Mantel-Cox-Test, $p >$ .05).

In der Gesamtstichprobe der Angehörigen zeigten sich signifikante Geschlechts- und Alterseffekte. Weibliche Angehörige berichteten ein häufigeres Auftreten von affektiven Erkrankungen (Mantel-Cox-Test, p = .04); für eine MDE und für wiederkehrende depressive Episoden war diese Aussage ebenso gültig (jeweils p = .05) (Tab. 15). Alkoholismus zeigte eine höhere Lebenszeitprävalenz bei männlichen Angehörigen (Tab. 15).

Bei jüngeren Patienten wurde eine höhere Lebenszeitprävalenz affektiver Erkrankungen, depressiver Episoden (MDE) und wiederkehrender depressiver Episoden (MDE) beobachtet (Tab. 15); wird der Einfluß der Geburtskohorten auf das Risiko, an einer "major depression" zu erkranken, untersucht (Tab. 15), so kann für die älteste Geburtenkohorte keine höhere Belastung als für die mittlere Geburtskohorte gefunden werden; allerdings zeigte die jüngere Geburtskohorte auch weiterhin das höchste Morbiditätsrisiko. Für das Auftreten von Alkoholismus konnte tendenziell derselbe Alterseffekt gefunden werden; dieser war jedoch wegen der geringen Lebenszeitprävalenz von Alkoholismus (23 von 303 Angehörigen) nicht signifikant (p > .05) (Tab. 15).

Tabelle 16: Endogene und nicht endogene Depression (unipolar - familiäre Belastung mit "major depression", wiederkehrender "major depression", affektiven Erkrankungen und Alkoholismus (Lebenszeitrisiken für Angehörige 1. Grades)

Klassifikationssystem	alle affektiven Erkrankungen	"major depression"	"major depression" wiederkehr.	Alkoholismus
RDC:				
MDD endog.Typ vs.	.38	.26	.11	.12
MDD ohne endog. Typ	.31	.23	.09	.15
DSM-III:				
MDE m. Melancholie vs.	.36	.26	.12	.09
MDE ohne Melanchol.	.28	.22	.09	.18
Newcastle-Skala I (NCSI):				
endog. Depression vs.	.34	.19	.08	.11
andere Depressionen	.34	.27	.12	.15
Newcastle-Skala II (NCSII)				
endog. Depression vs.	.31	.21	.13	.09
andere Depression	.36	.26	.07	.16

Tabelle 16 (Fortsetzung)

Klassifikationssystem	alle affektiven Erkrankungen	"major depression"	"major depression " wiederkehr.	Alkoho-lismus
VRC:				
endog. zyklothym. AS vs.	.38	.28	.10	.11
andere Depressionen	.29	.21	.10	.15
Taylor-Abrams-Krit. (TAC):				
endog. Depression vs.	.36	.27	.13	.11
andere Depressionen	.29	.19	.06	.17
Hamilton-Endog.-Skala (HES):				
endog. Depression vs.	.31	.22	.09	.13
andere Depressionen	.39	.28	.11	.13
Michigan-Diskr.-Index (MDI):				
endog. Depression vs.	.32	.21	.09	.15
andere Depressionen	.37	.29	.11	.11
Bech-I-Skala:				
endog. Depression vs.	.41	.31	.14	.12
andere Depressionen	.30	.19	.07	.15
Bech-II-Skala:				
neurot. Depression vs.	.38	.28	.10	.22
andere Depressionen	.32	.22	.11	.10
Klein-Kriterien:				
endogenomorphe Depr.	.37	.28	.12	.10
andere Depressionen	.30	.17	.07	.13
ICD-10-Kriterien:				
schwere Depression vs.	.37	.27	.12	.12
andere Depressionen	.32	.22	.09	.14

6.3.3 Familiäre Belastung bei endogenen und nicht-endogenen Depressionen (unipolar)

Das familiäre Risiko für verschiedene Formen affektiver Erkrankungen und für Alkoholabusus wird in Tabelle 16 gesondert für Patienten mit endogener Depression und für Patienten ohne endogene Depression angegeben; dabei wird die Diagnosestellung nach 12 verschiedenen kategorialen Diagnosesystemen für endogene Depression (Patientendiagnosen) vorgenommen. Die unterschiedlichen Diagnosesysteme für Patienten haben einen erheblichen Einfluß auf das gruppenspezifische Lebenszeitrisiko für Angehörige ersten Grades: werden die Patientendiagnosen für endogene bzw. nicht endogene Depression nach den Diagnosesystemen RDC, DSM-III, nach den Newcastleskalen, nach den Wiener Forschungskriterien, nach den Taylor-Abramskriterien, nach der Bech-I-Skala, nach den Yale-Kriterien oder nach den ICD-10-Kriterien (schwere Depression) gestellt, so zeigen die Angehörigen 1. Grades von Patienten mit endogener Depression ein höheres Lebenszeitrisiko für "major depression" oder für wiederkehrende "major depression" oder für jegliche Form affektiver Erkrankungen. Werden die Patienten nach der Hamilton-Endomorphizitätsskala und den Michigan-Diskriminationsindex diagnostiziert, so haben Angehörige von Patienten mit nicht endogenen Depressionen für mindestens 2 der genannten 3 Krankheitskategorien für affektive Erkrankungen das höhere Lebenszeitrisiko. Patienten mit der Diagnose einer neurotischen Depression nach der Bech-II-Skala haben in ihren Familien weniger Sekundärfälle mit "major depression" oder affektiven Erkrankungen als depressive Patienten ohne diese Diagnose.

Tabelle 17: Endogene und nicht endogene Depression (unipolar) - relatives Risiko (Cox-Regressionsmodell) für affektive Erkrankungen und Alkoholismus bei Angehörigen 1. Grades

Klassifikationssystem	Relatives Risiko für:			
	alle affektiven Erkrankungen	MDE	MDE rezidievierend	Alkoholismus
RDC:				
MDD endog. Typ	.89	1.07	1.10	.75
vs. MDD ohne endog. Typ				
DSM-III:				
MDE m. Melancholie	1.30	1.27	1.31	.66
vs. MDE ohne Melancholie				
Newcastle-Skala I (NCSI):				
endog. Depression	1.13	1.14	1.65(*)	.72
vs. andere Depressionen				
Newcastle-Skala II (NCSII)				
endog. Depression	1.38*	1.36(*)	1.30	.81
vs. andere Depression				
VRC:				
endog. zyklothyme AS	1.11	1.09	1.11	.74
vs. andere Depressionen				
Taylor-Abrams-Krit. (TAC):				
endog. Depression	1.45*	1.35(*)	1.52	.86
vs. anderen Depressionen				
Hamilton-Endog.-Skala (HES):				
endog. Depression				
vs. andere Depressionen	.98	.92	.85	1.05
Michigan-Diskr.Index (MDI):				
endog. Depression				
vs. andere Depressionen	1.25	.88	.50*	.17

Tabelle 17 (Fortsetzung)

	Relatives Risiko für:			
Klassifikationssystem	alle affektiven Erkrankungen	MDE	MDE rezidievierend	Alkoholismus
Bech-I-Skala: endog. Depression vs. andere Depressionen	1.90**	1.98**	1.89**	.90
Bech-II-Skala: neurot. Depression vs. andere Depressionen	51*	.63	.68	2.03*
Klein-Kriterien: endogenomorphe Depr. vs. andere Depressionen	1.20	1.15	1.28	.79
Yale-Kriterien: autonome Depression vs. anderen Depressionen	.93	1.40*	1.60(*)	.96
ICD-10-Kriterien: schwere Depression vs. andere Depressionen	1.16	1.15	.98	.8

In Tabelle 17 wird das relative Lebenszeitrisiko für die 3 verschiedenen Diagnosen affektiver Erkrankungen nach der Cox-Regressionsmethode ermittelt; diese Methode ermöglicht es, auf die Gleichheit der Lebenszeitrisiken zu testen: das familiäre Risiko für das Auftreten affektiver Erkrankungen war signifikant für die Diagnosen einer endogenen Depressionen nach der Bech-I-Skala und der Newcastle-Skala II erhöht (p < .05); das familiäre Risiko für das Auftreten einer "major depression" war bei Angehörigen von Patienten mit der Diagnose einer endogenen Depression nach der Bech-Skala I und nach den Yale-Kriterien erhöht (p = .05). Das familiäre Risiko für das Auftreten einer wiederkehrenden "major depression" war signifikant erhöht bei Angehörigen von Patienten mit der Diagnose einer endogenen Depression nach der Bech-Skala-I (p < .05). Für Patienten mit der Diagnose einer endogenen Depression nach dem Michigan-Diskriminatiosindex wurden signifikant weniger Sekundärfälle mit einer wiederkehrenden "major depression" gefunden.

Das Lebenszeitrisiko für Alkoholismus bei Angehörigen von Patienten mit einer endogenen Depression war für die Mehrheit der Diagnosesysteme für endogene Depression reduziert (Tab. 14); das familiäre Risiko für Alkoholismus war lediglich bei Angehörigen von Patienten mit einer endogenen Depression nach dem Michigan-Diskriminationsindex erhöht. Ein signifikantes Ergebnis konnte lediglich für die Diagnose einer neurotischen Depression nach der Bech-II-Skala beobachtet werden: diese Diagnose war mit einer signifikant erhöhten Anzahl von Sekundärfällen mit Alkoholismus in der Familie von Patienten verbunden (p = .04); (Tabelle 15).

6.3.4 Andere Subtypen depressiver Syndrome

Neben den Diagnosesystemen für endogene bzw. neurotische Depression wurden auch 5 weitere Subtypisierungen depressiver Syndrome nach RDC bzw. DSM-III auf ihre Validität bezüglich des Parameters "familiäre Belastung" geprüft. Aus Tabelle 16 ist ersichtlich, daß die Patientendiagnosen einer situativen Depression, einer wahnhaften "major depression", einer wiederkehrenden "major depression" und einer "major depression" mit Panikattacken jeweils mit einem erhöhten Lebenszeitrisiko für das Auftreten von "major depression" bei Angehörigen 1. Grades verbunden waren.

Tabelle 17 gibt an, ob diese Unterschiede signifikant sind (Cox-Regressionsmodell); es zeigten sich folgende signifikante Ergebnisse (p = .05): eine situative "major depression" bei Patienten war mit einer signifikanten Erhöhung von Sekundärfällen mit affektiven Erkrankungen oder "major depression" in der Familie assoziiert; die Diagnose einer wiederkehrenden "major depression" war mit einer signifikanten Erhöhung vor Sekundärfällen mit affektiven Erkrankungen (p = .05) und mit einer tendenziellen Erhöhung von Sekundärfällen mit "major depression" und mit wiederkehrenden depressiven Episoden in der Familie assoziiert (jeweils p = .09); die Patientendiagnose einer "major depression" mit Panikattacken war mit einer signifikanten Erhöhung von Sekundärfällen mit irgendwelchen affektiven Erkrankungen in der Familie assoziiert (Tab. 17).

Für die Unterscheidung zwischen wahnhaften und nicht wahnhaften "major depression" konnte lediglich ein tendenzieller Unterschied in den familiären Risiken beobachtet werden (p = .08 für das Auftreten einer "major depression"); dieses Ergebnis ist wahrscheinlich auf die zu geringe Patienten- bzw. Angehörigenzahl in der Gruppe der Patienten mit wahnhafter "major depression" zurückzuführen.

Die Patientendiagnose "major depression" mit Panikattacken war hochsignifikant mit dem Auftreten von Alkoholismus in den Familien assoziiert (Tab. 17).

Eine signifikante niedrigere Anzahl von Sekundärfällen mit Alkoholismus wurde für die Patientendiagnose einer primären "major depression" beobachtet (Tab. 17).

Tabelle 18: Relatives Risiko für das Auftreten majorer depressiver Episoden (wiederkehrender depressiver Episoden) bei Angehörigen depressiver Patienten für die einzelnen Melancholiekriterien (Patient) nach DSM-III (Querschnittssymptome) und für ausgewählte Verlaufscharakteristika (Patient)

Diagnosen der Angehörigen	Verhältnis der Hazardraten für		
	alle affektiven Erkrankungen bei Angehörigen	"major depression" bei Angehörigen	Alkoholismus bei Angehörigen
Patientensymptome:			
Anhedonie	0,85	0,92	0,62
Fehlende Reaktivität	1,00	0,79	0,58(*)
abnorme Qualität	1,64*	1,24	0,75
Morgentief	1,99*	1,35	0,35*
Früherwachen	1,08	1,07	0,70
Hemmung/Agitation (ausgeprägt)	0,69	0,93	1,20
Appetit- und Gewichtsverlust (ausgeprägt)	1,07	0,74	0,49(*)
Schuldgefühle (exzessiv)	0,88	1,24	1,27
keine abweichende Persönlichkeit	1,80*	1,71*	0,32*
plötzliches Auftreten	1,62(*)	1,25	1,32
max. Dauer der Episoden			
-kürzer als 2 Jahre	3,50**	2,64**	1,41
-kürzer als 1 Jahr	1,45	1,21	1,19

*: p = .01 (Cox-Regressionsanalyse, zweiseitiger Test); **: .01 = p = .05 (Cox-Regressionsanalyse, zweiseitiger Test); (*): .05 = p = .10 (Cox-Regressions-Analyse, zweiseitiger Test)

6.3.5 Diagnostische Einzelkriterien

Vierzehn definierende diagnostische Einzelkriterien für die endogene Depression wurden ausgewählt, um den Einfluß von Einzelsymptomen und von Charakteristika des Vorverlaufs auf die familiäre Belastung mit affektiven Erkrankungen zu untersuchen. Unter den ausgewählten acht Querschnittssymptomen endogen depressiven Syndromen (acht Melancholiekriterien nach DSM-III) prädizierte das Kriterium "Morgentief der Stimmung" (p = .01) und "abnorme Qualität der Stimmung" (p = .05) das vermehrte Auftreten von Sekundarfällen mit affektiven Erkrankungen. Beide Kriterien waren auch mit dem höchsten relativen Risiko für das Auftreten von Sekundarfällen mit "major depression" verbunden (Tab. 18).

Unter den ausgewählten 3 Kriterien der Newcastle-Skalen, die den Vorverlauf charakterisierten, war das Fehlen einer abweichenden prämorbiden Persönlichkeit (p = .05) und die maximale Dauer der depressiven Episoden (kürzer als 2 Jahre) prädiktiv für Sekundarfälle von affektiven Erkrankungen und depressiven Episoden (MDE). Ein niedriges familiäres Risiko für Alkoholismus wurde vom Kriterium des Fehlens einer abweichenden Persönlichkeit und vom Kriterium "Morgentief" prädiziert (p = .05).

6.4 Diskussion der Familienstudie

6.4.1 Zusammenfassende Wertung der Ergebnisse

25% der Angehörigen berichteten über eine "major depression" während ihres bisherigen Lebens. Weibliches Geschlecht und jüngeres Alter der Angehörigen sind mit signifikant erhöhtem Risiko für affektive Erkrankungen verbunden. Das relative familiäre Risiko für affektive Erkrankungen von Patienten mit endogenen Depressionen hängt wesentlich von dem verwendeten Diagnosesystem ab.

Unter der Mehrheit der Diagnosesysteme war das familiäre Risiko für affektive und depressive Erkrankungen bei endogen-depressiven Patienten erhöht. Nur für eine Minderheit von Diagnosesystemen von endogener Depression war diese Erhöhung entsprechend der Ausgangshypothese signifikant. Eine erhöhte familiäre Belastung konnte bei den folgenden Diagnosesystemen festgestellt werden: Bech-Skala I, Yale-Kriterien für autonome Depression, Taylor-Abrams-Kriterien für endogene Depression und Newcastle-Skala II. Für die weiteren 8 der verwendeten 12 operationalisierten Diagnosesysteme für endogene Depres-sion konnte kein signifikant erhöhtes familiäres Risiko für depressive bzw. affektive Erkrankungen festgestellt werden. In Familien von Patienten mit wiederkehrender "major depression", situativer (reaktiver) "major depression", "major depression" mit Panikattacken und primärer "major depression" fanden sich signifikant mehr Sekundärfälle mit affektiven Erkrankungen. Die Prävalenz von Alkoholismus war bei Angehörigen von Patienten mit den Diagnosen neurotische Depression (Bech-Skala-II) und MDE mit Panikattacken signifikant erhöht. Bei Angehörigen von Patienten mit sekundärer Depression war das Risiko für Alkoholismus erniedrigt. Bei der Mehrheit der Diagnosesysteme für endogene Depression war das familiäre Risiko für Alkoholismus bei Patienten mit endogener Depression reduziert; diese Reduktion war aber in keinem Fall signifikant.

6.4.2 Vergleich mit anderen Studien

Morbiditätsziffern: Zerbin-Rüdin (1987) gibt in einem Literaturüberblick die Lebenszeitprävalenzen für depressive Erkrankungen bei Angehörigen 1. Grades in Familienstudien bei depressiven Patienten an: diese schwanken zwischen .10 und .31. Die beobachtete Lebenszeitprävalenz für "major depression" liegt in der Mitte dieses Variationsbereichs.

Die durchgeführte Familienstudie ist bezüglich der untersuchten Patientenpopulation, der verwendeten Erhebungs- und Dokumentationsmethoden (SADS-L) für die psychopathologische Befunderhebung und der Fallidentifikation bei Angehörigen (RDC bzw. DSM-III) insbesondere mit 2 amerikanischen Studien (Collaborative Study, Yale Family Study) vergleichbar. Das in dieser vorgelegten Familienstudie festgestellte Lebenszeitrisiko (Strömgren-Weinberg-Methode) von 25% für "major depression" bei Angehörigen ersten Grades von unipolar depressiven Patienten liegt zwischen den Risikoraten, die in den beiden amerikanischen Referenzstudien gefunden wurden: 15% in der Yale Family Study (Weissman et al. 1986) und 32% in der Collaborative Study on Psychobiology of Depression (Andreasen et al. 1986a); bei der letztgenannten Studie bezieht sich die relative Häufigkeit nur auf die persönlich befragten Angehörigen, während in der Yale Family Study für persönlich befragte Angehörige keine gesonderten Angaben gemacht werden. Die erhebliche Schwankungsbreite der Morbiditätziffern ist - jedenfalls teilweise - auf methodische Unterschiede zurückzuführen: in der Yale Family Study war bei der Mehrheit der untersuchten Angehörigen die Family-history-Methode benutzt worden; diese führt zu einer Unterschätzung der tatsächlichen Rate von "major depression" (Andreasen et al. 1986b). Außerdem unterschieden sich die Rekrutierungsstrategien: während in der vorliegenden Untersuchung und in der Collaborative Study alle Indexprobanden mindestens einmal hospitalisiert waren, galt dies nur für 32% der Indexprobanden der Yale Family Study; hospitalisierte depressive Patienten zeigen eine - allerdings nicht signifikant - höhere familiäre Belastung (Weissman et al. 1985); beim Vergleich der Stichproben der vorliegenden Studie und der Collaborative Study ist allerdings zu bedenken, daß das Einschlußkriterium "Hospitalisierung der Patienten" nur bedingt vergleichbar ist. Die Vergleichbarkeit der Prävalenzraten von affektiven Erkrankungen in den Familien depressiver Patienten mit anderen Studien (z. B. McGuffin et al. 1987, Angst 1968, Perris 1968) ist begrenzt, da in diesen Studien andere Erhebungs- und Klassifikationsverfahren verwendet werden.

Einfluß von Alter und Geschlecht: Die alterskorrigierten Morbiditätsziffern für das Auftreten affektiver Erkrankungen bei Angehörigen von depressiven Patienten bestätigen die Beobachtung von Klerman et al. (1986), daß jüngere Geburtskohorten ein erhöhtes Risiko für das Auftreten einer "major depression" aufweisen. Ein ähnlicher "Kohorteneffekt" wurde mittlerweile auch in der in den USA durchgeführten epidemiologischen Studie "Epidemiological Catchment Area Study (ECA)" (Weissman, 1988) gefunden. Dieser sogenannte "Kohorteneffekt" kann nur schwer erklärt werden. Es stehen 2 mögliche Erklärungen zur Diskussion:

a) Im Laufe der vergangenen Jahrzehnte sind die Risikofaktoren für das Auftreten depressiver Erkrankungen einflußreicher geworden.

b) Der Kohorteneffekt ist insofern ein Artefakt, als die Sensitivität der retrospektiven Erhebungsmethoden mit zunehmendem zeitlichen Abstand zum Erstmanifestationsalter abnimmt.

Bislang liegen keine Untersuchungen vor, die zwischen beiden Erklärungsmodellen differenzieren können.

Der "Kohorteneffekt" war bei Verwendung der Strömgren-Weinberg-Methode zur Berechnung des Morbiditätsrisiko geringerer ausgeprägt als bei Verwendung der Survivalanalyse. So wurde z. B. der Unterschied im Lebenszeitrisiko für die mittlere und die ältere Alterkohorte in der Survivalanalyse mit der Strömgren-Weinberg-Methode nicht mehr gefunden. Diese Diskrepanz ist auf die vergleichweise hohe Wertigkeit des Erstmanifestationsalters in der Survivalanalyse zurückzuführen. Der von Klerman et al. beschriebene Kohorteneffekt stützt sich ausschließlich auf die Survivalanalyse. Diese Methode arbeitet - wie an den vorgelegten Ergebnissen zu erkennen ist - "Kohorteneffekte" stärker heraus als die klassische Methode der Morbiditätsberechnung.

Männliche und weibliche Angehörige unterscheiden sich im Lebenszeitrisiko für das Auftreten affektiver Erkrankungen. Dieser Befund variierte mit der Variation der Falldefinitionen: der Geschlechtseffekt war am geringsten für das Auftreten einer "major depression" und am ausgeprägtesten für das Auftreten affektiver Erkrankungen jedweder Art und wiederkehrender depressiver Episoden. Dieser beobachtete Geschlechtseffekt ist in Übereinstimmung mit der überwältigenden Mehrheit von epidemiologischen und epidemiologisch-genetischen Studien. Dagegen konnten in der vorliegenden Untersuchung zwischen männlichen und weiblichen depressiven Patienten keine Unterschiede bezüglich der familiären Belastung gesehen werden. Auch dieser Befund entspricht der epidemiologisch-genetischen Literatur (Merikangas et al., 1984).

Familiäre Belastung bei endogenen Depressionen: Endogene und nicht endogene Depressionen bei Angehörigen (in der Collaborative Study) wurden bezüglich der familiären Belastung in der Arbeit von Andreasen et al. verglichen; dabei wurden die Diagnosesysteme DSM-III, RDC, Newcastle-Skala I und die Yale-Kriterien verwendet. Die geringste Validität, d. h. die geringste Differenzierungsfähigkeit zwischen der Gruppe der endogenen und der nicht endogenen Patienten bezüglich der familiären Belastung mit affektiven Erkrankungen, zeigten die RDC- und die Yale-Kriterien. Die Melancholie-Diagnose nach DSM-III war in der Colaborative Study bei Beschränkung auf die Daten der persönlich befragten Angehörigen ebenfalls bezüglich des Kriteriums der familiären Belastung nicht valide; erst unter Einbeziehung der Information von Angehörigen, die nicht direkt befragt wurden, ergab sich bei Patienten mit Melancholie (DSM-III) ein erhöhtes familiäres Risiko für eine "minor depression". Lediglich die Newcastle-Skala I zeigte ein signifikant erhöhtes familiäres Risiko für wiederkehrende "major depression", wenn ausschließlich Daten von Angehörigen verwendet wurden, die persönlich befragt worden sind. Diese Ergebnisse aus der Collaborative Study stehen partiell in Einklang mit den hier berichteten Ergebnissen: das relative familiäre Risiko von Patienten mit Melancholie (DSM-III) war regelmäßig höher als das von Patienten mit "endogener Depression" nach RDC; die Diagnose "endogene Depression" nach der Newcastle-Skala I war mit einem (nicht signifikant) erhöhten familiären Risiko verbunden. Allerdings konnten in der vorgelegten Studie bei Patienten mit einer autonomen Depression (Yale-Kriterien) signifikant häufiger Sekundärfälle mit "major depression" beobachtet werden. Drei Faktoren können identifiziert werden, die zu dieser Diskrepanz zwischen beiden Studien beitragen können:

a) Die Klassifikation der Patienten (Indexprobanden) wurde in der amerikanischen Studie durch das SADS-L vorgenommen; dieses strukturierte Interview erlaubt keine Diagnosen von endogenen Depressionen; daher wurden diese auf beigefügten Checklisten ohne eine Standardisierung durch strukturierte Interviews durchgeführt. In der vorliegenden Studie wurde die Klassifikation der Patienten nach einem strukturierten, integrativen polydiagnostischen Interview durchgeführt; in beiden Studien wurden die Diagnosen endogener Depression bei Patienten auf der Basis der gegenwärtigen Episode vorgenommen.

b) Die familiäre Belastung wurde in der Studie von Andreasen et al. durch die relative Häufigkeit des Vorkommens eine Diagnose beschrieben; dieser Koeffizient wertet den Zeitpunkt der Erstmanifestation weniger als die hier verwendete Survivalanalyse.

Die Ergebnisse der vorgelegten Familienstudie bekräftigen - trotz unterschiedlicher Lebenszeitprävalenzen für "major depression" - einige Befunde der Yale Family Study (Leckmann et al., 1984 und Weissman et al., 1986). Diese Autoren haben eine erweiterte Version des SADS-L verwendet, die es ermöglichte, die Diagnose einer endogenen Depression (RDC), einer Melancholie (DSM-III) und einer autonomen Depression (Yale-Kriterien) vorzunehmen; für die Auswertung verwendeten die Autoren - ebenso wie in der vorliegenden Studie - das Cox-Regressionsmodell mit proportionalen Hazardraten unter Kontrolle von Alter- und Geschlechtsvariablen (Methode von Kalbfleisch und Prentice (1972)). Die relativen familiären Risiken für eine "major depression" waren bei Patienten mit einer endogenen Depression nach RDC 1,24, bei Patienten mit einer DSM-III-Melancholie 1,21, bei Patienten mit einer autonomen Depression (Yale-Kriterien) 1,56; das relative familiäre Risiko war bei der autonomen Depression signifikant erhöht, während signifikante Erhöhungen bei der RDC-Diagnose und der DSM-III-Diagnose einer endogenen Depression nicht berichtet wurden (p = .05). Die in der vorliegenden Familienstudie festgestellten relativen familiären Risiken sind vergleichbar: für die Patientendiagnosen der endogenen Depression nach RDC 1,07, der DSM-III-Melancholie 1,27 und der autonomen Depression 1,40; es war lediglich das relative familiäre Risiko für "major depression" bei Verwendung der Yale-Kriterien signifikant erhöht (p < .05). Damit können die Ergebnisse der vorliegenden Familienstudie, soweit sie die DSM-III, die RDC und die Yale-Klassifikation von endogenen Depressionen betreffen, als eine Bestätigung der Ergebnisse der Yale-Family-Study angesehen werden. In den Ergebnissen der Yale Family Study werden keine gesonderten relativen familiären Risiken für die restriktivere Angehörigendiagnose einer wiederkehrenden Depression und die weitergefaßte Angehörigendiagnose der affektiven Erkrankungen jeglicher Art berichtet; ebenso werden weitere operationalisierte Diagnosesysteme für endogene Depression nicht verwendet.

In den Familien von Patienten mit neurotischer Depression (Bech-Skala II) war eine signifikante (zweifache) Erhöhung der Diagnose "Alkoholismus (DSM-III)" zu beobachten. Die Bech-Skala II wurde in Familienstudien bisher nicht verwendet. Der beobachtete Befund deckt sich aber mit der These von Winokur (1985) und Perris et al. (1982), daß neurotisch-reaktive Depressionen durch eine Erhöhung des Alkoholismus in den Familien gekennzeichnet sind. Winokur (1985) fand eine vierfache Erhöhung des relativen familiären Risikos bei Patienten mit neurotisch-reaktiver Depression. Wie in diesen beiden Studien ist auch in der vorliegenden Untersuchung die familiäre Belastung mit Alkoholismus das hervorstechendste Charakteristikum im Familienbild neurotischer Depressionen.

Daneben findet sich bei Patienten mit neurotischer Depression (Bech-Skala II) ein - allerdings nicht signifikant - reduziertes familiäres Risiko für affektive Erkrankungen. Dieser Befund steht in Einklang mit den Ergebnissen von Perris et al. (1982) und Stenstedt (1955); dabei lagen nichtoperationalisierte klinische Diagnosen zugrunde. Auch McGuffin et al. (1987, 1988) haben die familiäre Belastung bei neurotischen und endogenen Depressionen (definiert nach dem CATEGO-System) verglichen; neurotische Depressionen zeigten ein signifikant reduziertes familiäres Risiko für schwere Depressionen (CATEGO-System); diese Aussage war für weniger restriktive Angehörigendefinitionen (leichte oder mittelgradige oder schwere Depression) nicht mehr gültig. Die Ergebnisse von McGuffin et al. lassen sich jedoch kaum mit den vorliegenden Ergebnissen vergleichen, da sie andere Diagnosesysteme (CATEGO) für Patienten und Angehörige benutzen.

Familiäre Belastung bei anderen Subtypen depressiver Syndrome: Von den Subtypisierungen von Patienten, die nicht auf die Differenzierung zwischen endogener oder nicht endogener Depression abheben, waren die Diagnosen einer wiederkehrenden depressiven Episode, einer situativen MDD und einer "major depression" mit Panikattacken für ein erhöhtes relatives intrafamiliäres Risiko von affektiven Erkrankungen jeglicher Art prädiktiv; bei der Patientendiagnose "wiederkehrende "major depression"" fand sich außerdem eine lediglich tendenzielle Erhöhung des familiären Risikos für "major depression". Für diese Diagnose wurde außerdem eine tendenzielle intrafamiliäre Homotypizität beobachtet (d. h. das relative Risiko für wiederkehrende depressive Episoden war nicht signifikant erhöht). Für diesen Befund gibt es eine Entsprechung in der Yale Family Study: dort wird das relative intrafamiliäre Risiko mit 1,67 angegeben (Weissmann et al., 1986). In den Yale-Family-Study-Data war wie in der vorliegenden Familienstudie die Patientendiagnose einer wiederkehrenden depressiven Episode prädiktiv für ein erhöhtes familiäres Risiko für "major depression". In der vorliegenden Studie wurde ein ähnlicher Wert für das relative familiäre Risiko beobachtet (relatives Risiko 1,43); diese Erhöhung des relativen Risikos war jedoch im Gegensatz zur Yale Family Study nicht signifikant. Von der Familienstudie im Rahmen der Collaborative Study wurden keine relativen Risikoraten für die Patientendiagnose einer wiederkehrenden Depression berichtet.

Es konnte in der vorliegenden Untersuchung außerdem eine Erhöhung des relativen familiären Risikos für "major depression" bei Patienten beobachtet werden, die neben einer MDE auch Panikattacken aufwiesen; diese Erhöhung war jedoch nicht signifikant. In der Yale Family Study (Weissman et al. 1986) fand sich für diese Diagnose ein wesentlich höheres relatives intrafamiliäres Risiko: Weissman et al. (1986) geben ein hochsignifikant erhöhtes relatives Risiko für Patienten mit diesem Subtyp (relatives Lebenszeitrisiko 1,99) an, während das relative familiäre Risiko in der vorliegenden Studie 1,20 beträgt. Damit stellen unsere Befunde nur eine schwache Bestätigung der Hypothese von Weissman et al. (1986) dar. Ein Grund für diese nur schwache Bestätigung der Befunde der Yale-Gruppe könnte sein, daß in unserer Stichprobe - im Gegensatz zur Yale Family Study - Patienten mit einem primären oder sekundären Alkoholabusus nicht aufgenommen wurde; in der Yale Family Study wird eine deutliche Überlappung zwischen Alkoholabusus und Angstsyndromen bei Patienten und Angehörigen und eine hochsignifikante Erhöhung des familiären Risikos für "major depression" bei depressiven Patienten mit sekundärem Alkoholabusus berichtet (Merikangas et al. 1984). Das vorgelegte Ergebnis steht jedoch in vollem Einklang mit einer anderen Familienstudie; Coryell et al. (1988) konnten im Rahmen der Collaborative Study lediglich eine diskrete Erhöhung des familiären Risikos für affektive Erkrankungen bei Patienten mit "major depression" und Panikattacken finden.

In Übereinstimmung mit den Studien von Weissman et al. (1986) und Coryell et al. (1988) konnte für Patienten mit "major depression" und Panikattacken eine signifikante Erhöhung des relativen familiären Risikos für Alkoholismus gefunden werden. Dieser Befund ist gleichwohl überraschend, denn im Gegensatz zu den beiden Referenzstudien wurden in der vorgelegten Familienstudie Patienten mit primärem Alkoholabusus ausgeschlossen.

Die Diagnose einer primären "major depression" war im Vergleich zu einer sekundären "major depression" mit einem signifikant erniedrigten relativen familiären Risiko für Alkoholismus assoziiert. Die Reduktion der familiären Belastung mit Alkoholismus bei primärer "major depression" wurde in der Literatur bereits mehrmals berichtet (Winokur, 1972, Andreasen and Winokur, 1979, Andreasen et al. 1988).

Außerdem fand sich ein erhöhtes relatives familiäres Risiko bei Patienten mit wiederkehrender "major depression", das grenzwertig signifikant war (p = .07). In der Literatur ist eine relative Erhöhung des familiären Risikos für affektive Erkrankungen bei Patienten mit primärer Depression strittig (Andreasen et al., 1988). In der vorgelegten Studie war das relative familiäre Risiko für wiederkehrende "major depression" bei Patienten mit primärer "major depression" (nicht signifikant) erhöht (relatives Lebenszeitrisiko 1,41). Ein wesentlicher

Grund für die mangelnde Übereinstimmung verschiedener Familienstudien bei sekundären Depressionen beruht auf mangelnder Vergleichbarkeit: verschiedene Studien zu sekundären Depressionen rekrutieren Stichproben mit nicht vergleichbarer Ätiologie (Primärdiagnosen) (Stancer et al., 1984). Die Diagnose einer sekundären "major depression" ist in der vorliegenden Stichprobe vor allem auf primäre Angsterkrankungen (52% der sekundären "major depression") zurückzuführen. Die Winokur-Gruppe, die Yale-Family Study und die Collaborative Study schließen jedoch Alkoholabusus als Primärerkrankung nicht aus.

Die Unterscheidung zwischen einer wahnhaften "major depression" und einer nicht wahnhaften "major depression" konnte sich in der vorliegenden Familienstudie nicht durch ein signifikantes Ergebnis bezüglich des Parameters "familiäre Belastung" unterstützt werden. Allerdings konnte für alle Formen affektiver Erkrankungen, für "major depression" und für wiederkehrende "major depression" jeweils ein erhöhtes relatives familiäres Risiko bei Patienten mit der Diagnose einer wahnhaften "major depression" festgestellt werden (relative Lebenszeitrisiken 1,35, 1,38 und 1,49). Für die mangelnde Signifikanz dieser Befunde ist die geringe Anzahl der untersuchten wahnhaft-depressiven Patienten (n = 10) wesentlich mitverantwortlich.

Die Differenzierung zwischen situativer "major depression" und nicht situativer "major depression" induzierte signifikante Unterschiede im familiären Risiko für affektive Erkrankungen bzw. "major depression" in der Familie. Die Diagnose einer situativen "major depression" bedingte dabei jeweils erhöhte familiäre Risiken. Dieser Befund widerspricht den Daten, die von Hirschfeld et al. (1985) vorgelegt wurden und die der Collaborative Study entstammen; dabei wurden keine (signifikanten) Unterschiede zwischen beiden Patientengruppen im familiären Risiko für "major depression" gefunden. Andererseits konnte McGuffin et al. (1987, 1988) ein erhöhtes familiäres Risiko für die Lebenszeitdiagnose affektiver Erkrankungen bei Patienten feststellen, die Depressionen im Zusammenhang mit einschneidenden Lebensereignissen entwickelten. McGuffin et al. benutzten jedoch nicht das RDC-Manual für die Diagnosestellung einer situativen "major depression" sondern verwendeten die sensitivere Methode von Brown et al. (1984). Ein wesentlicher Grund für das erhöhte familiäre Risiko bei situativer "major depression" kann in dem Umstand gesehen werden, daß einschneidende Lebensereignisse häufig mehrere Familienmitglieder betreffen (Tod, Krankheit, finanzielle Probleme); somit sind wahrscheinlich Familienmitglieder von Patienten mit situativer "major depression" in höherem Maße einschneidenden Lebensereignissen ausgesetzt, als Familienmitglieder von Patienten mit nicht situativer "major depression". Im Rahmen einer multifaktoriellen Genese depressiver Erkrankungen kann dieser Umstand ein erhöhtes familiäres

Risiko für affektiver Erkrankungen bei Angehörigen von Patienten mit situativer Depression erklären.

Die Diagnose einer reaktiven (situativen) "major depression" ist außerdem mit einem tendenziell erhöhten familiären Risiko für Alkoholismus assoziiert; dieses Risiko ist 50% höher als bei Angehörigen von Patienten mit einer nicht-situativen "major depression". Die Steigerung des familiären Risikos war jedoch nicht signifikant. Dieser Befund bekräftigt die These von Winokur (1972), daß Patienten mit einer reaktiven Depression ein höheres familiäres Risiko für Alkoholismus aufweisen.

Diagnostische Einzelkriterien: Unter den diagnostischen Einzelkriterien waren insbesondere Verlaufscharakteristika prädiktiv für ein erhöhtes familiäres Risiko für "major depression": die Dauer der Episode und des Fehlens abnormer Persönlichkeitszüge; die Verlaufscharakteristika "episodenhafter Verlauf" und "psychosoziale Stressoren im Vorfeld" sind bereits oben diskutiert worden. Die ermittelte signifikante Assoziation zwischen 2 der untersuchten 3 Verlaufscharakteristika und der familiären Belastung unterstreichen die diagnostische Relevanz von Vorverlaufsmerkmalen. Für die Querschnittssymptome der Melancholie (DSM-III) fand sich keine signifikante Erhöhung des familiären Risikos für "major depression". Die hier untersuchten Verlaufsmerkmale wurden in anderen Familienstudien bisher nicht näher untersucht. Leckman et al. (1984) stellten unter den Querschnittssymptomen depressiver Patienten lediglich für "exzessive Schuldgefühle" und "ausgeprägter Appetitverlust" eine signifikante Assoziation mit der familiären Belastung mit "major depression" fest. Die mangelnde Übereinstimmung zwischen den Ergebnissen der vorgelegten Arbeit und der Arbeit von Leckman et al. macht die Instabilität der Assoziation zwischen Querschnittssymptomen und familiärer Belastung deutlich. Die mangelnde intraindividuelle Stabilität der Symptomatik unterschiedlicher Episoden (Young et al. 1986) und die mangelnde Reliabilität der Einzelsymptombeurteilung (s. A) tragen zu der fehlenden Reproduzierbarkeit dieser Ergebnisse bei. Außerdem können Unterschiede im Design der beiden Familienstudien die beobachteten Diskrepanzen induzieren.

Insgesamt konnte die vorgelegte Familienstudie zahlreiche der bislang in der Literatur berichteten Befunde bestätigen. Diskrepanzen sind zur Familienstudie im Rahmen der Study on the Psychobiology of Depression festzustellen; Diagnosesysteme für endogene Depressionen, die in unserer Familienstudie und teilweise auch in der Yale Family Study die höchste Validität bezüglich der familiären Belastung aufwiesen, zeigten nur eine geringe Validität et vice versa. Die von der Yale-Gruppe gefundene hochsignifikante Relevanz der Komorbidität von depressiven und Angsterkrankungen für die familiäre Belastung mit "major depression" konnte in der vorliegenden Familienstudie nicht im vollen Umfang reproduziert werden.

7 Zusammenfassende Wertung und Konsequenzen für die Klassifikationsforschung

7.1 Methodische Probleme und ihre Konsequenzen für eine zusammenfassende Wertung

Die abschließende Wertung der 3 Validierungsstudien stößt auf das Problem des "multiplen Testens". Die Klassifikation endogener Depressionen wurde nach dem polydiagnostischen Ansatz durchgeführt; weiterhin wurden 6 weitere Subtypisierungen depressiver Syndrome vorgenommen. Wenn aber 20 verschiedene Klassifikationssysteme parallel verwendet werden, und für jede der 20 diagnostischen Differenzierungen bezüglich eines Kriteriums die Validität geprüft wird, so sind 20 Signifikanztests durchzuführen; bereits im Rahmen der zufallsbedingten Variationen ist bei mindestens einem der Klassifikationssysteme ein signifikantes Ergebnis (p=.05) bezüglich eines ausgewählten Validierungskriteriums zu erwarten.

Wegen des Problems des "multiplen Testens" können die empirischen p-Werte, welche bei der Validitätsprüfung eines Klassifikationssystems anhand eines Kriteriums ermittelt wurden, zunächst nur deskriptiv verstanden werden (Abt, 1987); die Ergebnisse der einzelnen Signifikanztests können zunächst nicht als Ergebnisse einer konfirmativen Hypothesenprüfung verstanden werden. Erst nachdem die Signifikanzschranken an die Multiplizität des Testens im Rahmen eines Validierungskriteriums adaptiert wurden, sind konfirmative Hypothesenprüfungen möglich. Nach der Adaption der Signifikanzschranken nach Bonferroni ergaben sich bei keinem der untersuchten Validierungskriterien für eine der untersuchten Subtypisierungen ein signifikantes Ergebnis.

Die vorliegende Arbeit kann folglich keine konfirmativen Aussagen zur kriterienspezifischen Validität einzelner Klassifikationssysteme bereitstellen. Sie kann jedoch Aussagen in der Literatur bekräftigen oder in Zweifel ziehen; die Ergebnisse können im Lichte der bereits publizierten Ergebnisse anderer Studien interpretiert werden; daraus sind Schlußfolgerungen für die Klassifikationsforschung möglich. Dieses Vorgehen ist zwar biostatistisch nicht abgesichert, es entspricht jedoch der gängigen, allgemein akzeptierten wissenschaftlichen

Praxis. Daneben ist noch ein biostatistisch abgesicherter Weg zur Interpretation der ermittelten Ergebnisse möglich, der das Problem des "multiplen Testens" berücksichtigt und trotzdem konfirmative Aussagen zuläßt. Allerdings erlaubt dieses Vorgehen keine Aussagen zur kriterienspezifischen, sondern lediglich zur globalen Validität von Klassifikationssymptomen (s. Einleitung).

Das Problem des multiplen Testens wird zunächst durch eine Reduktion der Anzahl der untersuchten Validierungskriterien auf die 4 Kriterien Ansprechen auf trizyklische Antidepressiva gemessen mit der HAMD, Dauer des episodenfreien Intervalls, familiäre Belastung mit "major depression" und familiäre Belastung mit Alkoholismus entschärft.

Weiterhin verzichten wir auf eine ausschließlich konfirmatorische Betrachtungsweise und wenden eine Variante der von Abt (1987) vorgeschlagenen deskriptiven Datenanalyse an; diese Testprozedur nimmt eine Zwischenstellung zwischen explorativer und konfirmatorischer Hypothesenprüfung ein: In jeder der 3 vorgelegten Validierungsstudien sind mindestens 15 (Verlaufsstudie) und maximal 18 (Therapiestudie/Familienstudie) verschiedene diagnostische Differenzierungen geprüft worden. Die globale Validität eines Klassifikationssystems bedeutet, daß für alle oder eine Mehrzahl von Validierungskriterien die Validität in einem Signifikanztest bestätig wurde. Bei der Verwendung von 18 verschiedenen Klassifikationssystemen und bei der Prüfung von 4 Validierungskriterien ist andererseits die Apriori-Wahrscheinlichkeit, daß ein Klassifikationssystem unter allen 4 ausgewählten Kriterien zufallsbedingt signifikant positive Ergebnisse (p = .05) zeigt, jedenfalls kleiner als 18 x 0.05 x 0.05 x 0.05 x 0.05 = 0.0001.

Die Apriori-Wahrscheinlichkeit, daß eines der 18 Klassifikationssysteme für mindestens 3 der 4 Validierungskriterien signifikante Ergebnisse liefert ist jedenfalls kleiner als 4 x 18 x 0.05 x 0.05 x 0.05 = 0.01; dabei steht der Faktor "4" für die Anzahl verschiedener Auswahlkombinationen von 3 aus 4 Validierungskriterien.

Die apriori Wahrscheinlichkeit, daß eines unter 18 Klassifikationssystemen bei mindestens 2 von 4 Validierungskriterien signifikante Ergebnisse zeigt, ist kleiner als 6 x 18 x 0.05 x 0.05 = 0.25; dabei steht der Faktor "6" für die Anzahl von Auswahlkombinationen von 2 aus 4   Validierungskriterien. Ein Klassifikationssystem wird folglich dann als valide angesehen werden, wenn mindestens 3 der 4   Kriterien valide sind. Der Fehler erster Art (Irrtumswahrscheinlichkeit) ist dann maximal .01. Dabei wird für die Wertung eines Testes als signifikant p = .05 vorausgesetzt. Die auf diese Weise festgestellte Validität ist als globale Validität eines Klassifikationssystems zu verstehen.

Wird ein Testergebnis dann als signifikant gewertet, wenn das Signifikanzniveau p = .01 unterschritten wird, so genügt es für die Feststellung der globalen

Validität, daß mindestens 2 der 4 Tests für ein Klassifikationssystem signifikante Ergebnisse liefert; die Apriori-Wahrscheinlichkeit für ein zufallsbedingtes Zustandekommen der globalen Validität eines Klassifikationssystems ist dann nämlich: 6 x 18 x 0.01 x 0.01 = 0.01.

So wird im folgenden ein Klassifikationssystem dann als global valide angesehen wenn entweder mindestens 3 der 4 Signifikanztests zum Niveau p = .05 signifikant waren oder wenn mindestens 2 der 4 Tests zum Niveau p = .01 signifikant waren.

Allerdings müssen die aufgrund der vorgelegten Arbeit getroffenen Aussagen zur globalen Validität insofern relativiert werden, als für ein wesentliches Validierungskriterium, das Ansprechen auf Langzeitmedikation bzw. prophylaktische Langzeittherapie, keine Untersuchungen durchgeführt wurden. Daher wird insbesondere die Validität der Differenzierung zwischen bi- und unipolaren Depressionen unterbewertet, da ein besseres Ansprechen der bipolaren affektiven Störungen auf Lithiumtherapie aufgrund der in der Literatur berichteten Befunde anzunehmen ist. Ein weiterer Umstand schränkt die Aussagefähigkeit der vorgelegten Arbeit bezüglich dieser diagnostischen Differenzierung ein: Patienten mit bipolaren affektiven Störungen wurden nicht in die durchgeführte Familienstudie aufgenommen; die Literatur belegt mehrheitlich, daß bei bipolar affektiven Erkrankungen eine vermehrte familiäre Belastung besteht. Bei einer weiteren diagnostischen Differenzierung steht ebenfalls nur eine eingeschränkte Beurteilungsgrundlage für die globale Validität zur Verfügung: für die Differenzierung zwischen wahnhafter und nicht wahnhafter Depression. Wahnhaft depressive Patienten wurden in die vorgelegte Verlaufsstudie nicht aufgenommen; der Stichprobenumfang dieser diagnostischen Gruppe in der Familienstudie war außerdem so gering, daß das um 38% erhöhte familiäre Risiko für "major depression" nicht als signifikant erhöhte Steigerung resultierte. Außerdem konnte die Differenzierung zwischen leichten und schweren Depressionen nach ICD-10 nur in der Familienstudie angewendet werden. Für alle anderen diagnostischen Differenzierungen kann eine abschließende Beurteilung zur globalen Validität getroffen werden.

Die vorliegende Untersuchung geht von dem Konzept aus, daß möglichst alle vorgeschlagenen Subtypisierungen depressiver Syndrome nach den 4 wesentlichen Kriterien (langfristiger Verlauf, Therapieansprechen beurteilt mit der HAMD, familiäre Belastung mit "major depression" bzw. Alkoholismus) auf ihre Validität untersucht werden; lediglich eine diagnostische Differenzierungen erwies sich als global valide. Sie zeigte unter mindestens 3 der 4 relevanten Validierungskriterien signifikante Ergebnisse (p = .05): die Diagnose einer primären Depression war durch besseres Therapieansprechen (HAMD), längere Dauer des episodenfreien Intervalls und verminderte familiäre Belastung mit Alkoholismus gekennzeichnet.

7.2 Validität der Subtypisierung als endogene Depression

Die insgesamt geringe globale Validität der Diagnosen einer endogenen Depression ist enttäuschend. Keines der untersuchten Diagnosesysteme genügt mehr als einem Validierungskriterium. Fünf von 12 untersuchten Diagnosesystemen für endogene Depression waren bezüglich der Prädiktion des Ansprechens auf trizyklische Antidepressiva valide. Damit belegen unsere Ergebnisse, daß die Nützlichkeit dieser Diagnosesysteme am ehesten bei der Prädiktion des Therapieansprechens zu finden ist.

Unter den Diagnosesystemen für endogene Depression ist in erster Linie die Newcastle-Skala II für Validierungskriterien prädiktiv, die sich auf das Therapieansprechen, auf den langfristigen Verlauf und auf die familiäre Belastung beziehen: für die Dauer der Indexepisode nach der Indexuntersuchung, für die familiäre Belastung mit wiederkehrender "major depression" und mit affektiven Erkrankungen jeglicher Art. Diese Validierungskriterien gehören nicht zu der Gruppe der in der Literatur am häufigsten erwähnten Kriterien. Außerdem ist zu bedenken, daß die bisherige Dauer der Indexepisode als diagnostisches Kriterium (Item) in der Newcastle-Skala II fungiert. Trotzdem zeigen diese Ergebnisse, daß die Newcastle-Skala II die ausgeprägteste globale Validität unter den Diagnosesystemen für endogene Depression aufweist. In der Untersuchung von Philipp u. Maier (1987) war die Newcastle-Skala II - ebenso wie hier - durch besonders häufige signifikante Assoziationen mit Außenkriterien gekennzeichnet (Philipp und Maier, 1987, S. 113 - 115). Die Berücksichtigung von Vorverlaufskriterien ist wahrscheinlich für diese positiven Ergebnisse wesentlich mitverantwortlich. Eine häufigere Verwendung der Newcastle-Skala II in Therapie-, Verlaufs- und Familienstudien wird damit nahegelegt.

Die insgesamt geringe Validität der untersuchten Diagnosesysteme für endogene Depression ist jedenfalls nicht grundsätzlich auf eine zu niedrige Reliabilität der diagnostischen Klassifizierung zurückzuführen: zwar zeigte in der vorgeschalteten Reliabilitätsstudie für die DSM-III-Kategorie MDE mit Melancholie eine unzureichende Reliabilität, so daß die fehlende Validität dieser Diagnose möglicherweise auf deren mangelnde Reliabilität zurückgeführt werden kann; für andere Diagnosesysteme konnte jedoch in der Reliabilitätsstudie belegt werden, daß bei Gebrauch des polydiagnostischen Interviews (PODI) eine ausreichende Zuverlässigkeit für die Zuordnung zur endogenen Depression vorhanden war. In der Studie zur Beurteilung des langfristigen Verlaufs affektiver Syndrome wurde allerdings nicht das PODI verwendet; es wurde das PSE (zur Beurteilung vom Indexzeitpunkt) benutzt. Für das PSE liegen jedoch Reliabilitätsstudien vor (Luria and Berry, 1979). Außerdem wurde die Reliabilität des PSE-Interviews und der verwendeten Kriterienlisten durch ein vorangehendes Training gesichert.

7.3 Andere Subtypisierungen

Unter den Subtypisierungen depressiver Syndrome, die sich weder auf den Vorverlauf noch auf die endogenomorphe Querschnittssymptomatik beziehen, findet sich keine global valide Klassifikation. Die Subtypisierung nach gleichzeitig vorliegenden Panikattacken war aber nach der Mehrheit der untersuchten Kriterien valide: diese Subtypisierung ist prädiktiv für die Dauer des episodenfreien Intervalls und für die familiäre Belastung mit wiederkehrenden depressiven Episoden, affektiven Erkrankungen jeglicher Art und Alkoholabusus. Dieser Befund unterstreicht die Notwendigkeit, das hierarchische Verhältnis zwischen depressiver und Angstsymptomatik bei der Diagnosestellung fallen zu lassen. Dieses Vorgehen ist bereits - basierend auf den Studien der Yale-Gruppe - in DSM-III-R realisiert worden.

Unter den Subtypisierungen depressiver Syndrome, die sich nicht auf die endogenomorphe Querschnittssymptomatik beziehen, erwies sich v. a. eine verlaufsbezogene Subtypisierung als valide: die Unterscheidung zwischen dem primären und dem sekundären Auftreten affektiver Erkrankungen war valide bezüglich 3 der 4 wesentlichen Validierungskriterien. Die Unterscheidung zwischen wiederkehrendem und einmaligem Auftreten depressiver Syndrome war valide für das Kriterium "Dauer des episodenfreien Intervalls" und grenzwertig valide für das Kriterium "familiäre Belastung mit MDE". Unter den untersuchten diagnostischen Einzelkriterien, die nicht Grundlage für eine gesonderte Subtypisierung darstellten, zeigte das Kriterium "Dauer der Episode" eine ausgeprägte globale Validität. Es war signifikant assoziiert mit den Validierungskriterien "Therapieansprechen - gemessen mit der HAMD", "Prädiktion der Dauer des episodenfreien Intervalls" und "familiäre Belastung mit "major depression" (p = .05). Damit ist auch für dieses Kriterium die globale Validität gesichert. Dieses Ergebnis weist auf die Relevanz der Chronifizierung von Episoden für die Prädiktion von Therapieansprechen, Verlauf und familiärer Belastung hin.

Relativ zur Mehrheit der Diagnosesysteme für endogene Depression zeigen damit die verlaufsbezogenen diagnostischen Subtypisierungen depressiver Syndrome eine ausgeprägte Validität bezüglich der beiden Validierungskriterien

Langzeitverlauf und familiäre Belastung. Verlaufscharakteristika können damit im Vergleich zur endogenomorphen Querschnittssymptomatik als die valideren Klassifikationsvariablen für die Subtypisierung depressiver Syndrome angesehen werden.

Im Gegensatz zu den gängigen Diagnosesystemen für endogene Depression nach DSM-III und RDC gründet sich die klassische Diagnose einer endogenen Depression nicht ausschließlich auf die endogenomorphe Querschnittssymptomatik; sie bezog sich bei der Diagnosestellung auch auf Verlaufscharakteristika und die wahnhaft-depressive Querschnittssymptomatik (siehe z. B. ICD-9-Manual). Die mangelnde Operationalisierung bedingt jedoch eine zu geringe Reliabilität der klassischen Diagnosestellung einer endogenen Depression, so daß die mögliche Validität dieser Diagnose bisher nicht gezeigt werden konnte. Die Newcastle-Skalen sind unter den operationalisierten Diagnosesystemen für endogene Depression die einzigen, die geeignet sind, dieses klassische Konzept zu simulieren. und die außerdem eine ausreichende Reliabilität zeigen. Die relativ ausgeprägte Validität der Newcastle-Skala II unterstreicht auch die Validität des klassischen - nichtoperationalisierten - Konzepts der endogenen Depression. Es wird damit deutlich, warum Operationalisierungen des Konzepts der endogenen Depression, die sich nur auf die endogenomorphe Querschnittssymptomatik beziehen (wie RDC, DDM-III, ICD-10), nur eine geringe oder keine globale Validität aufweisen.

7.4 Konsequenzen für die Klassifikationsforschung

7.4.1 Konstruktvalidität garantiert keine prädiktive Validität

Die überwiegende Mehrheit der Diagnosesysteme für endogene Depression, die ausschließlich auf der endogenomorphen Querschnittssymptomatik basieren, zeigte nur eine geringe prädiktive Validität für den Langzeitverlauf und für die familiäre Belastung. Daneben konnte jedoch für Einzelsymptome (z. B. Tagesschwankungen) eine deutliche prädiktive Validität gesichert werden. Die prädiktive Validität dieser Einzelsymptome kam jedoch nicht zum Tragen, da die diagnostischen Definitionen der endogenen Depression auch Einzelsymptome umfaßten, die eine gegenläufige Tendenz bezüglich der prädiktiven Validität zeigten.

Die Diagnosesysteme für endogene Depression werden stets durch Angabe mehrerer Einzelsymptome definiert, von denen eine bestimmte Mindestanzahl vorliegen muß, um die Diagnose zu stellen. Die Einzelsymptome, die in den operationalisierten Diagnosen der endogenen Depression als diagnostische Kriterien verwendet werden, sind durch einen ausgeprägten interkorrelativen Zusammenhang charakterisiert. Symptomklassen, die durch einen starken korrelativen Zusammenhang ihrer Einzelsymptome gekennzeichnet sind, zeigen eine befriedigende deskriptive bzw. Konstruktvalidität. Diese Validitätsaspekte garantieren jedoch nicht - wie die vorgelegten Untersuchungen zeigen - , daß sich die konstituierenden Einzelsymptome bei der Prädiktion des Verlaufs und der familiären Belastung gleichsinnig verhalten.

Eine Konsequenz aus diesen Befunden ist, bei Validitätsuntersuchungen von Diagnosesystemen, die aus mehreren Einzelkriterien (Einzelsymptome) zusammengesetzt sind, auch eine Prüfung der Validität der konstituierenden Einzelsymptome bzw. -kriterien vorzunehmen. Bei diesem Vorgehen ist allerdings problematisch, daß die Reliabilität der Beurteilung von Einzelsymptomen (Einzelkriterien) häufig nicht ausreichend ist; in der vorgelegten Reliabilitätsuntersuchung konnte dies gezeigt werden. Gleichwohl erreichen die Diagnosesysteme, die auf diese Einzelkriterien bezogen sind, ausreichende Reliabilitätskoeffizienten. Die mangelnde Reliabilität von Einzelsymptomen kann zur Folge haben, daß empirische Untersuchungen zur Validität von Einzelsymptomen widersprüchliche Ergebnisse ergeben; dieses Problem wird beim Vergleich der Ergebnisse der vorgelegten Familienstudie mit den Ergebnissen der Yale Family Study deutlich (siehe 6.3.3).

7.4.2 Die Relevanz von Querschnittssymptomen für die Subtypisierung depressive Syndrome

Die endogenomorphe Querschnittssymptomatik war v. a. für das Ansprechen auf trizyklische Antidepressiva im Rahmen einer dreiwöchigen Akuttherapie prädiktiv; diese Aussage ist durch eine relativ große Anzahl von Diagnosesystemen für endogene Depression belegt, die einen günstigen Therapieerfolg voraussagen. Dieses Ergebnis sollte dazu stimulieren, durch empirische Klassifikationsverfahren (Cluster- bzw. Diskriminanzanalysen) die Prädiktion des Therapieerfolgs aufgrund der psychopathologischen Ausgangssymptomatik zu verbessern.

Dagegen war die endogenomorphe Querschnittssymptomatik nicht prädiktiv für den Langzeitverlauf und kaum prädiktiv für die familiäre Belastung mit affektiven Belastungen. In der vorgelegten Verlaufs- und Familienstudie konnte aber gezeigt werden, daß eine Subtypisierung depressiver Syndrome, die sich auf die Querschnittssymptomatik während der akuten Episode bezog, mit zahlreichen Validierungskriterien assoziiert ist: die Subtypisierung nach dem gleichzeitigen Vorliegen von Panikattacken. Dieses Ergebnis ist auch in Übereinstimmung mit der Literatur (Coryell et al. 1988; Leckman et al. 1985). Damit wird nahegelegt, daß ängstlich-depressive Syndrome einen gesonderten Subtyp im Bereich von Angst- und depressiven Syndromen darstellten. Diese These wurde bereits durch zahlreiche frühere Studien bestätigt (z. B. Roth, 1978).

Die zur Verfügung stehenden Diagnosesysteme gehen jedoch von einer kategorialen Trennung bzw. von einem hierarchischen Verhältnis zwischen depressiven und Angstsyndromen aus; sie definieren daher keinen gesonderten Subtyp eines ängstlich-depressiven Syndroms. Lediglich DSM-III-R gibt die Möglichkeit, der Komorbidität zwischen Angstsyndromen und depressiven Syndromen Rechnung zu tragen; es wäre wünschenswert, wenn sich andere, neu zu entwickelnde Diagnosesysteme (z. B. ICD-10) dieser Position anschließen würden.

Eine andere Subtypisierung depressiver Syndrome, die sich ausschließlich auf die Querschnittssymptomatik bezieht, ist die Kategorie der wahnhaften Depression. In den vorgelegten Validierungsstudien wurde ein in zahlreichen Vorstudien erhobener Befund repliziert, daß wahnhafte Depressionen auf eine Monotherapie mit trizyklischen Antidepressiva ungünstig ansprechen. Ebenso konnte tendenziell ein in der Literatur berichteter Befund bekräftigt werden, daß Patienten mit wahnhaften Depressionen ein vermehrtes familiäres Risiko mit affektiven Erkrankungen aufweisen (s. Kapitel 2.3). Aus der Literatur ist weiterhin bekannt, daß Patienten mit wahnhafter Depression einen ungünstigen mittelfristigen Verlauf der Erkrankung aufweisen (s. Kapitel 2.3). Daher ist es sinnvoll, die Kategorie der wahnhaften Depression als gesonderten Subtyp in den Diagnosesystemen für affektive Erkrankungen anzuführen. In der Mehrheit der Diagnosesysteme ist dies zwar der Fall, in einem wesentlichen neueren Diagnosesystem - ICD-10 - wird dieser Subtyp allerdings nicht gesondert angegeben; vielmehr wird die wahnhafte Symptomatik als ein Indikator für den Subtyp der schweren Depression verwendet. Dieses Vorgehen ist nicht sinnvoll, da die anderen Kriterien für die Kategorie der schweren Depression eine gegenläufige Tendenz bezüglich des Therapieansprechens auf trizyklische Antidepressiva aufweisen (z. B. sind Tagesschwankungen mit Morgentief ein Prädiktor für ein günstiges Ansprechen auf trizyklische Antidepressiva). Es besteht damit die Gefahr, daß die ICD-10-Kategorie der "schweren Depression" keine Validität bezüglich der Prädiktion des Ansprechens auf eine Monotherapie mit trizyklischen Antidepressiva darstellt.

7.4.3 Die Relevanz von verlaufsbezogenen Charakteristika für die Subtypisierung depressiver Syndrome

Mehrere Subtypisierungen, die sich auf Verlaufscharakteristika beziehen, zeigten in den vorgelegten Studien eine prädiktive Validität. Diese Resultate belegen, daß eine verlaufsorientierte Diagnostik zumindest bezüglich der Validierungskriterien "Prädiktion des langfristigen Verlaufs" und "Prädiktion der familiären Belastung" der endogenomorphe Querschnittssymptomatik nicht unterlegen sind. Es ist daher nicht gerechtfertigt, der endogenomorphen Querschnittssymptomatik die Priorität bei der Subtypisierung depressiver Syndrome einzuräumen. Es ist notwendig Vorverlaufscharakteristika ebenso zur Subtypisierung depressiver Syndrome zu nutzen. In der Kassifikationsforschung kann jedoch der gegenläufige Trend beobachtet werden: während die Differenzierung zwischen primärer und sekundärer Depression im RDC-Manual verzeichnet ist, haben die Fortschreibungen von RDC in den Diagnosesystem DSM-III und DSM-III-R diese Subtypisierung fallengelassen. Ebenso kennt die ICD-10-Klassifikation diese Subtypisierung depressiver Syndrome nicht.

Wegen der insgesamt beobachteten relativ hohen Validität von Vorverlaufscharakteristika empfiehlt es sich in Zukunft auch solche Vorverlaufscharakteristika zur Subtypisierung depressiver Syndrome zu prüfen, die bisher nicht in einem Diagnosesystem aufgeführt worden sind (z. B. Differenzierungen, die sich am Alter der Erstmanifestation orientieren).

7.4.4 Die Relevanz der Untersuchung von Einzelsymptomen und Einzelkriterien

Die mangelnde Homogenität der endogenomorphen Einzelsymptome in der Prädiktion des Langzeitverlaufs und der familiären Belastung stellt insgesamt die Nützlichkeit komplexer Diagnosesysteme in Frage; solche Klassifikationssysteme benutzen bei der Definition endogener Depressionen verschiedene miteinander korrelierte Symptome oder Merkmale; dabei ist in der Regel nicht sichergestellt, daß sich diese Symptome uniform bezüglich der Validierungskriterien verhalten. Es erscheint daher nützlich, bei allen Validierungsuntersuchungen auch Aussagen zur prädiktiven Validität von Einzelkriterien zu ermitteln und zu publizieren.

Allerdings zeigen die Resultate dieser Studien auch, daß Einzelsymptome eine niedrigere Reliabilität als Diagnosen aufweisen. Daher ist bei Untersuchungen zur prädiktiven Validität von Einzelsymptomen eine erhebliche Heterogenität und Inkonsistenz der Ergebnisse zu erwarten; in den vorgelegten Untersuchungen wurden entsprechend im Vergleich zur Yale Family Study widersprüchliche Befunde erhoben.

7.4.5 Die Notwendigkeit des polydiagnostischen Ansatzes und dessen Probleme

Den Validierungsuntersuchungen für die diagnostische Differenzierung zwischen endogenen und nicht endogenen Depressionen wurde in den vorgelegten Untersuchungen der polydiagnostische Ansatz zugrundegelegt. Die Nützlichkeit dieses Ansatzes wurde dabei evident: für die Validierungskriterien "Therapieansprechen" und "familiäre Belastung" resultieren lediglich für einige Diagnosesysteme signifikante Ergebnisse. Die Unterschiede zwischen den einzelnen Diagnosesystemen bezüglich der Auswahl der definierenden endogenomorphen Einzelsymptome und der Wahl der einzelnen diagnostischen Algorithmen induzierten also Unterschiede der Diagnosesysteme bezüglich des Therapieansprechens und der familiären Belastung. Solche Ergebnisse unterstreichen die Notwendigkeit des polydiagnostischen Ansatzes bei Familien- und Therapiestudien, die mit der Differenzierung zwischen endogenen und nicht endogenen Depressionen arbeiten.

Die Durchführung des polydiagnostischen Ansatzes bereitete jedoch auch methodische Schwierigkeiten.

a) Bei Verwendung mehrerer Diagnosesysteme für endogene Depressionen besteht die Notwendigkeit zur Prüfung von gesonderten Hypothesen für jedes einzelne Diagnosesystem; damit wird das Problem des "multiplen Testens" besonders virulent (siehe oben).

b) Ziel des polydiagnostischen Ansatzes ist es, das beste (valideste) Diagnosesystem für endogene Depression zu finden; die erheblichen Überlappungen zwischen den einzelnen Diagnosesystemen machen es jedoch schwierig, Unterschiede zwischen den Diagnosesystemen zu entdecken - jedenfalls bei den hier vorgelegten Stichprobenumfängen. So kann z. B. bei einer Überlappung von 50% zwischen 2 Diagnosesystemen nur die Hälfte der Stichprobe zum Unterschied zwischen diesen beiden Diagnosesystemen beitragen.

Ein Nachteil des polydiagnostischen Ansatzes ist, daß die vergleichenden Validierungsuntersuchungen keinen direkten Hinweis auf Verbesserungmöglichkeiten der untersuchten Diagnosesysteme geben: es bleibt unklar, wie die einzelnen diagnostischen Algorithmen und die Auswahl der diagnostischen Einzelkriterien vorzunehmen ist, damit die Validität eines Diagnosesystems maximiert wird. Daher ist es wünschenswert, den polydiagnostischen Ansatz zusätzlich durch Validitätsuntersuchungen von diagnostischen Einzelkriterien zu ergänzen. Dadurch wird freilich das Problem des "multiplen Testens" zusätzlich verschärft. Dieses biometrische Problem muß zur Zeit leider noch als ungelöst angesehen werden (Abt, 1987). Gleichwohl sollten deshalb inhaltlich notwendige Schritte nicht unterlassen werden.

Teil B

1   Einführung

1.1   Probleme der Schweregradbeurteilung depressiver Syndrome

Die diagnostische Klassifikation aufgrund der psychopathologischen Symptomatik ist zu unterscheiden von der Schweregradbeurteilung depressiver Syndrome. Die 3 wesentlichen Unterschiede sind:

1. Klassifikatorische Zuordnungen beziehen sich auf eine gesamte Episode, während Schweregradbeurteilungen in der Regel auf Zeiträume von maximal einer Woche bezogen sind und damit während einer Episode fluktuieren.
2. Klassifikatorische Zuordnungen heben zumeist auf das Vorhandensein bzw. Nichtvorhandensein von einzelnen Symptomen ab, ohne weiter zwischen verschiedenen Ausprägungsstufen zu differenzieren; dagegen beruht die Schweregradbeurteilung depressiver Syndrome auf einer Wertung der Intensität der Einzelsymptome; dabei werden in der Regel mindestens 3 Ausprägungsstufen pro Einzelsymptom vorgegeben.
3. Die Schweregradbeurteilung depressiver Syndrome bezieht sich auf die Gesamtheit der Symptome, die ein depressives Syndrom definieren; dagegen berücksichtigen diagnostische Subtypisierungen depressiver Syndrome nur bestimmte Symptommuster (z. B. endogenomorphe Depression), denen eine besondere Wertigkeit zugemessen wird; depressive Symptome, die sich nicht in dieses Symptommuster einfügen (z. B. Energiemangel oder Einschlafstörungen bei endogenomorpher Depression), werden für die Subtypisierung nicht relevant.
4. Diagnostische Zuordnungen dienen der weiteren Prognosestellung, der Identifizierung ätiologisch homogener Patientengruppen und der Indikation für spezifische Therapieverfahren; dagegen dient die Schweregradbeurteilung im wesentlichen der Beurteilung von Therapieeffekten zwischen festgelegten Zeitpunkten oder der Deskription eines Querschnittsbefundes.

Für die Schweregradmessung bei depressiven Syndromen gibt es keine direkten biologischen Meßverfahren (wie z. B. Blutglukosebestimmung bei Diabetes mellitus). Psychosoziale Schweregradindikatoren sind unspezifisch und daher nur von limitierter Relevanz; so muß sich die Schweregradbeurteilung am psychopathologischen Befund orientieren.

Die einfachste Methode wäre die globale Schweregradschätzung des depressiven Syndromes durch den Kliniker. Dieses Verfahren wird jedoch wegen der zu erwartenden geringen Übereinstimmung zwischen verschiedenen Beurteilern als ungeeignet angesehen. Zur Kontrolle der unterschiedlichen Konzepte verschiedener Beurteiler vom Umfang depressiver Syndrome, von der Gewichtung einzelner Aspekte des depressiven Syndroms und von den Schwellenwerten, nach denen ein Syndrom entweder vorliegt oder nicht vorliegt, wurden Ratingskalen für die Schweregradbeurteilung vorgeschlagen. Diese bestehen aus mehreren Items, die in der Regel Einzelsymptome repräsentieren. In den Items sind die Einzelsymptome näher charakterisiert und die Schwellenwerte für die unterschiedlichen Ausprägungen dieser Symptome angegeben. Eine Summation über die Ausprägungen aller Items liefert dann einen Indikator für den Schweregrad der zu beurteilenden Eigenschaft.

Begriffsumfang des depressiven Syndroms: Man kann allgemein zwischen einer depressiven Kernsymptomatik und Symptomen unterscheiden, die zwar bei depressiven Erkrankungen gehäuft vorkommen, jedoch eine relativ niedrige Spezifität für das depressive Syndrom aufweisen. Zur depressiven Kernsymptomatik gehören Symptome wie depressive Stimmung, psychomotorische Symptomatik, Anhedonie, mangelnde Reaktivität der Stimmung, Schuldgefühle. Daneben kommen Symptome wie hypochondrische Beschwerden, Appetitreduktion, Libidoverlust, Wahnsymptomatik, Zwangssymptomatik, psychische oder somatische Angst gehäuft bei depressiven Syndromen vor; die letztgenannten Symptome sind für depressive Syndrome weniger spezifisch als die depressiven Kernsymptome.

Depressionsskalen sollten alle depressiven Kernsymptome in Form von Items enthalten. Unterschiede zwischen den verschiedenen Skalen bestehen im Ausmaß, in dem relativ unspezifische Symptome, die gehäuft bei depressiven Syndromen vorkommen, in den Items berücksichtigt werden. Die Hamilton-Depressionsskala arbeitet z. B. mit einem weitgefaßten Konzept eines depressiven Syndroms, in dem alle der oben genannten relativ unspezifischen Symptome durch Items repräsentiert werden; letzteres ist für andere Depressionsskalen nicht der Fall (Bech-Rafaelsen-Melancholieskala, Montgomery-Asberg-Depressions-Ratingskala). Die Entscheidung, ob sich Depressionsskalen auf ein weit- oder ein enggefaßtes depressives Syndrom beziehen sollten, ist durch die Kriterien der Reliabilität und der Validität zu treffen.

Reliabilität von Schweregradskalen: Die Reliabilität beurteilt die Stabilität der Schweregradbeurteilung zwischen verschiedenen Beurteilern zum gleichen Zeitpunkt. Die Reproduzierbarkeit einer Schweregradbeurteilung zu verschiedenen Zeitpunkten spielt dagegen für die Beurteilung der Reliabilität keine Rolle, denn der Schweregrad der Symptomatik kann von einem Zeitpunkt zu einem anderen Zeitpunkt während derselben Episode variieren. Bei der Durchsicht der Größe der Reliabilitätskoeffizienten in verschiedenen Studien fällt die hohe Variationsbreite auf (Möller und v. Zerssen, 1983). Diese kann durch die Abhängigkeit der absoluten Reliabilitätswerte von dem Umfang der Trainiertheit, der klinischen Erfahrung und der Instruktion der Beurteiler bedingt sein; so kennzeichnen Reliabilitätskoeffizienten nicht nur die Zuverlässigkeit von Skalen, sondern auch die Eignung von Beurteilergruppen. Die Absolutwerte von Reliabilitätskoeffizienten sind damit für einzelne Skalen nicht informativ. Der Vergleich von Reliabilitätskoeffizienten zwischen verschiedenen Skalen, die von derselben Beurteilergruppe unter denselben Bedingungen erhoben wurden, können dagegen als Hinweis verwendet werden, welche der verglichenen Skalen am reliabelsten ist.

Reliabilitätskoeffizienten können in verschiedenen experimentellen Settings erhoben werden: In der Joint-rater-Situation wird die Schwere der Depression eines Patienten durch verschiedene Beurteiler aufgrund derselben Sitzung vorgenommen; dies kann entweder durch die Teilnahme verschiedener Beurteiler an derselben Sitzung erfolgen oder durch die Aufzeichnung eines Interviews durch Video mit anschließender Beurteilung des Videobandes durch verschiedene unabhängige Beurteiler. Eine andere Möglichkeit zur Beurteilung der Reliabilität ist die Test-Retest-Situation; dabei wird ein Patient in verschiedenen, zeitlich eng zusammenliegenden Situationen von verschiedenen Beurteilern bezüglich der Schwere seiner Depression bewertet. Die Test-Retest-Reliabilität ist informativer als die Joint-rater-Reliabilität, da sie auch die durch verschiedene Interviewstrategien induzierte Varianz enthält.

Validität von Schweregradskalen: Die Validität beurteilt die Gültigkeit der Schweregradbeurteilung aufgrund von Validitätskriterien. Das Problem der Validierung von Skalen ist das Auffinden geeigneter Validierungskriterien. Verschiedene Aspekte der Validität sind dabei zu unterscheiden (Nunnally, 1978):

Die inhaltliche Validität ("content validity") eines Instruments ist gegeben, wenn die zu erfassende Qualität (hier: Schweregrad der Depression) inhaltlich hinreichend angemessen operationalisiert wird. Entsprechend ist für eine Skala zu fordern, daß bereits akzeptierte alternative Meßmethoden mit dem zu validierenden Skalenscore hinreichend hoch assoziiert sind.

Andere Validierungskriterien sind externe oder prädiktive Kriterien (Nunnally, 1978). Eine notwendige Bedingung für diese Validierungskriterien ist, daß ein Zusammenhang mit der zu beurteilenden Qualität aufgrund akzeptierter Theorien oder aufgrund früherer empirischer Studien unzweideutig postuliert werden kann. Eine prädiktive Validität kann für die Schweregradbeurteilung depressiver Syndrome nicht beansprucht werden. Daher muß sich die Validierung von Schweregradskalen auf externe Validierungskriterien beschränken. Es stehen aber derzeit noch keine geeigneten nichtpsychopathologischen externen Validierungskriterien für den Schweregrad depressiver Syndrome zur Verfügung: allgemein biologisch akzeptierte Validierungskriterien gibt es nicht, insbesondere wurde die für den Dexamethasonhemmtest postulierte Abhängigkeit vom Schweregrad des depressiven Syndroms bislang nur unzureichend reproduziert (Berger und Klein, 1984); die familiäre Belastung - eine weiteres mögliches externes Validierungskriterium - ist nicht mit dem Schweregrad depressiver Syndrome assoziiert (Weissman et al., 1982); psychosoziale Validierungskriterien - z. B. das Ausmaß an psychosozialer Beeinträchtigung, der Versorgungs- und Beschäftigungsstatus - sind unspezifisch und damit nur von nachgeordneter Relevanz. Damit verbleiben psychopathologische Validierungskriterien als die wesentlichen externen Kriterien: vor allem die Globalbeurteilung des Schweregrads depressiver Syndrome durch den Kliniker wurde in der Vergangenheit als Validierungskriterium für Schweregradskalen verwendet. Jedoch ist die Globalbeurteilung weniger reliabel als der Summenscore einer Depressionsskala; daher ist nicht ersichtlich, warum der Globalbeurteilung a priori eine höhere Validität zukommt als der Beurteilung einer Ratingskala. Gleichwohl ist dieses Validierungskriterium - globale klinische Beurteilung des Schweregrads - unerläßlich, da es die inhaltliche Validität von Depressionsskalen absichert.

Diese unbefriedigende Situation unterstreicht die Relevanz anderer Validierungskriterien, die in jüngster Zeit von einigen Autoren (Bech, 1980, Montgomery and Asberg, 1978) vorgeschlagen wurden:

1. interne Konstuktvalidität,
2. änderungssensivität.

Zu 1.: Dem Konzept der internen Konstruktvalidität liegt die folgende Modellvorstellung von Skalen zugrunde (Allerup, 1986): Skalen dienen dazu, eine eindimensionale latente (nicht beobachtbare) Variable zu erfassen (z. B. Schweregrad der Depression). Die Beurteilung erfolgt indirekt durch mehrere beobachtbare Variablen; das sind Symptome bzw. Items, deren Ausprägung durch die latente Variable bestimmt wird bzw. mit dieser in engem Zusammenhang steht. Damit kann die Ausprägung der latenten Variablen durch die Ausprägung der Items geschätzt werden. Diese Schätzung wird durch eine ausreichende Anzahl von Items hinreichend genau. Der Summenwert der Itemausprägungen wird als

Maß für die Ausprägung der latenten Variablen angesehen. Diese plausible Modellvorstellung ist aber nur unter bestimmten Bedingungen möglich:

a. Die Items der Skala beziehen sich gleichermaßen auf dieselbe latente eindimensionale Variable (Forderung der Homogenität).
b. Die einer Skala zugrundeliegende latente Variable ist unabhängig von den Charakteristika der Stichprobe; z. B. ist zu vermeiden, daß ein Skalenscore bei weiblichen depressiven Patienten vorwiegend die psychomotorische Symptomatik und bei männlichen depressiven Patienten vorwiegend somatische Beschwerden repräsentiert (Forderung der Transferabilität).

Diese 2 Forderungen definieren ein meßtheoretisches Modell, das sog. Rasch-Modell (Fischer, 1974). Das Ausmaß, in dem die interne Konstruktvalidität einer Skala erfüllt ist, kann durch das Ausmaß gemessen werden, mit dem eine Skala dem Rasch-Modell genügt.

Zu 2.: Depressionsskalen werden v. a. zur Beurteilung von antidepressiven Therapieeffekten benutzt; daher ist die Änderungssensitivität von Depressionsskalen ein entscheidender Validierungsgesichtspunkt. In den bisherigen Validierungsstudien von Depressionsskalen spielt aber die Eignung von Skalen, therapieinduzierte Veränderungen des Schweregrads valide darzustellen, nur eine geringe Rolle; Validierungen am Querschnittsbefund (z. B. Differenzierung unterschiedlicher Ausprägungen der Globalbeurteilung des Schweregrads) spielten bisher die entscheidende Rolle.

Geeignete Kriterien für die Verlaufsvalidierung von Depressionsskalen sind vor allem nicht-psychopathologische Indikatoren für Therapieeffekte. Geeignete Kriterien dieser Art gibt es aber nicht. Es wurde allerdings vorgeschlagen, Antidepressivaplasmaspiegel als ein Kriterium für den Therapieeffekt zu verwenden (Nelson et al. 1983). Die zugrundeliegende Annahme , daß ein ausreichender Antidepressivaplasmaspiegel ein Indikator für eine klinische Besserung darstellt, während ein niedriger Antidepressivaplasmaspiegel einen Indikator für eine ausbleibende Besserung darstellt, ist jedoch unzureichend empirisch gestützt (APA, Task Force, 1985. Damit erscheint es auf der Grundlage der heutigen Forschung nicht möglich, Antidepressivaplasmaspiegel als Validierungskriterien für die Verlaufsbeurteilung depressiver Syndrome zu benutzen. Psychosoziale Indikatoren (wie z. B. Änderungen im Versorgungs- bzw. Beschäftigungsstatus, Änderungen im Bereich der psychosozialen Anpassung) sind unspezifisch und damit kaum geeignet, als Indikatoren für Veränderungen im Schweregrad depressiver Symptome zu fungieren. In Abwesenheit von nicht-psychopathologischen externen Verlaufsindikatoren ist die globale Beurteilung von Schweregradsänderungen der depressiven Symptomatik durch den behandelnden Arzt (aufgrund möglichst vollständiger und umfassender Information über den Verlauf und aufgrund prospektiver Beobachtung) der einzige geeignete Verlaufsindikator; dieser Indikator ist v. a. durch seine Objektivität qualifiziert. Die globale Veränderungsbeurteilung kann dabei entweder direkt (durch Schätzung der Veränderung innerhalb des Beobachtungszeitraumes) oder indirekt (durch Schätzung des Schweregrads am Anfang und am Ende des Beobachtungszeitraumes und anschließender Differenzenbildung) erfolgen.

2 Stand der Forschung

2.1 Schweregradskalen und deren Reliabilität und Validität

2.1.1 Schweregradbeurteilung mit der Hamilton-Depressionsskala

Üblicherweise wird der Schweregrad depressiver Syndrome mit der Hamilton-Skala (HAMD) festgestellt (Hamilton, 1960, 1967). Die HAMD ist der allgemein akzeptierte Indikator für die Wirksamkeit antidepressiver Pharmakotherapie.

Die Reliabilität dieser Skala ist durch eine Vielzahl von Studien belegt (Hedlund, 1978). Neben Studien mit befriedigenden Reliabilitätswerten für die HAMD gibt es jedoch auch einzelne Studien, die deutlich niedrigere Reliabilitätskoeffizienten errechneten; in einer Multicenterstudie konnte z. B. festgestellt werden, daß die Übereinstimmung der Schweregradsbeurteilung zwischen den verschiedenen Zentren eine unzureichende Reliabilität von r = .40 (Korrelationskoeffizient) aufweist (Möller und v. Zerssen, 1983); ebenso konnten Cichetti et al. (1981) feststellen, daß die Mehrzahl der Items der HAMD nur eine niedrige oder mäßige Reliabilität aufweist.

Die Validität der HAMD ist durch mehrere Studien belegt, die den Summenwert der HAMD mit der Globalbeurteilung des Schweregrads der depressiven Symptomatik korrelieren. Die resultierenden Korrelationskoeffizienten sind durchwegs befriedigend (Hedlund, 1978). Allerdings konnte eine Studie von Bech et al. (1981) zeigen, daß der Summenscore der HAMD nur unzureichend zwischen mittleren und schweren depressiven Zuständen zu differenzieren vermag. Trotz dieser geschilderten Kritik an der Reliabilität und der Validität der HAMD wird deren Reliabilität und Validität bislang kaum in Zweifel gezogen (Hamilton, 1986).

Schwerwiegender als die bislang geschilderte Kritik an der HAMD sind 2 andere Kritikpunkte:

a. Die mangelnde Homogenität der Skala: Bech et al (1981) und Maier und Philipp (1985a) konnten nachweisen, daß die HAMD nicht den Bedingungen der internen Konstruktvalidität (Rasch-Modell) genügt.
b. Die mangelnde Änderungssensitivität: Montgomery und Asberg (1979) haben festgestellt, daß Veränderungen des Schweregrads der depressiven Symptomatik während antidepressiver Therapie in der HAMD nicht valide abgebildet werden.

Die beiden letztgenannten Kritikpunkte waren motivierend für die Entwicklung alternativer Beurteilungsverfahren des Schweregrads der depressiven Symptomatik. Einerseits wurde versucht, durch Verkürzung der HAMD eine höhere Homogenität und Transferabilität der Skala zu erreichen (Bech et al. 1981, Maier und Philipp 1985b). Andererseits wurde versucht durch Entwicklung alternativer Skalen der Montgomery-Asberg-Depressions-Ratingskala (Montgomery and Asberg, 1978) und der Bech-Rafaelsen-Melancholieskala (Bech et al. 1986) validere Instrumente zur Schweregradsbeurteilung zu entwickeln.

2.1.2 Verkürzung der HAMD

Bech et al. (1979) haben aus der 17-Item-Version der HAMD jene Items isoliert, die am besten die unterschiedlichen Ausprägungen der Globalbeurteilung des Schweregrads zu diskriminieren vermögen. Sie erhielten eine 6-Item-Skala, die die folgenden Items umfaßt:

- Item Nr. 1: depressive Stimmung
- Item Nr. 2: Schuldgefühle
- Item Nr. 7: Beeinträchtigung der Arbeit
- Item Nr. 8: Hemmung
- Item Nr. 10: psychische Angst
- Item Nr. 13: körperliche Beschwerden - allgemein

Maier und Philipp (1985b) haben mit einem statistischen Verfahren, das geeignet ist aus einem heterogenen Pool von Items eine Untermenge homogener Items zu isolieren, eine Verkürzung der HAMD (17-Item-Version) entwickelt. Unter Anwendung der sog. Mokken-Analyse wurde eine 6-Item-Skala isoliert. Diese Skala umfaßt die folgenden Items:

- Item Nr. 1 : depressive Stimmung
- Item Nr. 2 : Schuldgefühle
- Item Nr. 7 : Beeinträchtigung von Arbeit
- Item Nr. 8 : Hemmung
- Item Nr. 9 : Agitation
- Item Nr. 10: psychische Angst

Trotz unterschiedlicher statistischer Verfahren und trotz der Unterschiede der Patientenstichproben sind die beiden isolierten Subskalen der HAMD überraschend ähnlich. Sie unterscheiden sich lediglich in einem Item: Item Nr. 13 in der Subskala von Bech et al. und Item Nr. 9 in der Subskala von Maier und Philipp.

2.1.3 Entwicklung alternativer, neuer Depressionsskalen

Um eine änderungssensitive Depressionsskala zu erhalten, haben Montgomery und Asberg (1978) aus dem Beurteilungsinventar CPRS jene Items isoliert, die sich unter Antidepressivatherapie am ausgeprägtesten verbesserten. Die Autoren faßten diese Items in der Montgomery-Asberg-Depressions-Ratingskala (MADRS) zusammen. Für diese Skala liegen Validierungsuntersuchungen vor (Kearns et al., 1982; Davidson et al., 1986; Maier und Philipp, 1986a).

Bech und Rafaelsen haben die von ihnen isolierte 6-Item-Subskala der HAMD neu formuliert und durch weitere 5 Items ergänzt. Die so entstandene Skala, die Bech-Rafaelsen-Melancholieskala (BRMS) wurde inzwischen weiterer Validierungsuntersuchungen unterzogen (Bech et al. 1983, Allerup 1986, Davidson et al. 1986, Maier und Philipp 1986a).

Obwohl für die neu entwickelten alternativen Depressionsskalen Validierungsuntersuchungen vorliegen, gibt es bislang keine Studie, die alle Aspekte der Reliabilität und Validität der unterschiedlichen Depressionsskalen vergleichend in denselben Patientenstichproben untersucht hat.

3 Ziel der eigenen vorliegenden Arbeiten

Ziel dieser Untersuchung ist es, die verschiedenen Versionen der Hamilton-Depressionsskala (17-Item-Version, 21-Item-Version, die isolierten Subskalen der HAMD) und die neuen alternativen Skalen MADRS und BRMS an demselben Kollektiv depressiver Patienten vergleichend auf ihre Reliabilität und Validität zu prüfen. Vergleichende Analysen von Schweregradskalen sind notwendig, um unter den konkurrierenden Schweregradskalen jene zu finden, die am besten als Indikator für die Intensität depressiver Syndrome geeignet ist. Mit Ausnahme der Arbeit von Maier und Philipp (1985a) vergleichen die in der Literatur verfügbaren Arbeiten maximal 2 Skalen; die verwendeten Reliabilitäts- und Validitätskriterien sind dabei nicht umfassend. Diese Untersuchung hat das Ziel, diejenige Skalen zu identifizieren, die im Hinblick auf die verwendeten Reliabilitäts- und Validitätskriterien optimal sind. Die verwendeten Vergleichskriterien sollen alle klinisch und psychometrisch relevanten Aspekte der Reliabilität und Validität umfassen.

Bei der Prüfung der Reliabilität wurde in einem Patientenkollektiv eine Prüfung der Test-Retest-Reliabilität und in einem zweiten Kollektiv eine Prüfung der Joint-rater-Reliabilität vorgenommen. Weiterhin wurden die o. g. unterschiedlichen Formen der Validität für jede der genannten Skalen untersucht: interne Konstruktvalidität durch Prüfung des Rasch-Modells und inhaltliche Validierung durch Beziehungssetzung zur klinischen Globalbeurteilung des Schweregrads der depressiven Symptomatik. Ebenso wurde vergleichend die Eignung dieser Skalen zur Beurteilung von Veränderungen während antidepressiver Therapie geprüft (Änderungssensitivität als Validierungskriterium). Dieses relevante Validierungskriterium wurde in den bisherigen Skalenanalysen zur HAMD vernachlässigt. Zur Beurteilung der Änderungssensitivität wird auf die Daten einer Therapiestudie mit Standardantidepressiva zurückgegriffen (s. S. 50 ff).

4 Untersuchte Stichproben, Durchführung und Methoden

4.1 Stichproben und Durchführung

<u>Stichprobe 1</u> (Untersuchung der Reliabilität und Validität - mit Ausnahme der Änderungssensitivität):

130 konsekutiv eingewiesene (stationäre) depressive Patienten der Psychiatrischen Universitätsklinik Mainz mit der Diagnose einer Major-depressive-Episode (MDE) nach DSM-III wurden in die Stichprobe aufgenommen; die folgenden zusätzlichen Selektionskriterien mußten erfüllt sein:

Alter zwischen 20 und 60 Jahre, keine Anfallsanamnese, keine beeinträchtigende körperliche Erkrankung.

Alle Patienten wurden innerhalb der 1. Woche nach stationärer Aufnahme mit dem struktuierten polydiagnostischen Interview PODI untersucht; anschließend wurde eine Schweregradbeurteilung der depressiven Symptomatik nach den folgenden Skalen durchgeführt: HAMD, MADRS, BRMS; außerdem wurde eine Globaleinschätzung des Schweregrads der depressiven Symptomatik auf der von der ACNP empfohlenen Checkliste und der Raskin-Depressionsskala (RDS); (Lipman 1982) durchgeführt. Die Intensität der psychosozialen Beeinträchtigung wurde durch die Global Assessment Scale (GAS); (Spitzer et al., 1976) erfaßt. In der gleichen Sitzung wurde ein Schweregradbeurteilung der Angstsymptomatik nach der Globalbeurteilungsskala von Covi (CAS)(Lipman 1982) durchgeführt. Ebenso wurden die psychopathologischen Inventare AMDP (AMDP, 1981) und CPRS (Asberg et al. 1978) angewendet.

An der Exploration nahmen je 2 Psychiater teil: einer führte das Interview durch, beide beurteilten unabhängig voneinander das PODI und die verwendeten Schweregradskalen; der zweite Beurteiler war aufgefordert, im Anschluß an die Exploration durch den erste Beurteiler eigene Fragen zu stellen, wenn nach seinem Urteil die Information zur Skalenbeurteilung nicht ausreichend war.

Die Interviews und die Skalenbeurteilungen in der Stichprobe 1 wurden von insgesamt zehn Psychiatern durchgeführt. Diese nahmen vorher an einem gemeinsamen Training mit 15 Probesitzungen teil.

<u>Stichprobe 2</u> (zur Beurteilung der Änderungssensitivität):

Die in der auf Seite 50ff bereits beschriebenen Stichprobe 2 erhobenen Daten wurden zur Erfassung der Änderungssensitivität der Schweregradskalen mitverwendet. In dieser Stichprobe wurden - wie in Kapitel A 5 ausgeführt - zu Beginn und am Ende einer 23tägigen Therapiephase mit trizyklischen Antidepressiva die Schweregradskalen HAMD, MADRS, BRMS, RDS, HAMA und CAS erhoben. Die der Skalenbeurteilung zugrundeliegenden Explorationen waren nicht standardisiert; die Untersucher waren aufgefordert, sämtliche Informationen zu erfragen, die zu Beurteilung der Skalenitems notwendig sind.

Bei allen Patienten der Stichprobe 2 wurden sowohl zu Beginn als auch am Ende der Therapiephase jeweils 2 zeitlich getrennte Explorationen durch verschiedene, gegeneinander blinde Beurteiler vorgenommen; der Abstand zwischen beiden Sitzungen betrug 2 - 3 h und fand am selben Tage statt (nachmittags). Die an der Skalenbeurteilung teilnehmenden Beurteiler (6 Psychiater) besuchten ein vorheriges, gemeinsames Trainingsseminar mit 15 Sitzungen.

Um das Validierungskriterium (klinisch festgestellte Veränderung des depressiven Syndroms unter Therapie) zu operationalisieren, wurde von dem behandelden Arzt eine Beurteilung auf einer 9-Punkte-Skala erstellt. Auf dieser Skala sind die Ausprägungskategorien wie folgt definiert:
"4": Totalremission einer initial ausgeprägten depressiven Symptomatik, so daß insgesamt eine ausgeprägte Besserung der depressiven Symptomatik erfolgte;
"2": deutliche Besserung eines initialen schwer ausgeprägten Symptoms oder deutliche Besserung einer initial leichten oder mäßigen Gesamtsymptomatik, so daß insgesamt eine deutliche Besserung festzustellen ist;
"0" : keine Veränderung in der Schwere der depressiven Symptomatik;
"-2": Verschlechterung in einigen initial schwach vorhandenen Symptomen oder Auftreten eines neuen, ausgeprägten Symptoms oder von mehreren schwach ausgeprägten Symptomen;
"-4": Auftreten mehrerer neuer, ausgeprägter Symptome oder erhebliche Verschlechterung in mehreren initial vorhandenen, leicht ausgeprägten Symptomen, so daß insgesamt eine erhebliche Verschlechterung festzustellen ist.

Die Kategorien "3", "1", "-1", "-3" sind Zwischenkategorien zwischen den definitorisch festgelegten Kategorien.

Der behandelnde Arzt war aufgefordert, während der Woche vor Beginn der Therapiephase und während der gesamten Therapiephase täglich das Verhalten und die Beschwerden des Patienten zu beobachten, zu erfragen und zu dokumentieren; der behandelnde Arzt wurde insbesondere aufgefordert, täglich die Verhaltensbeobachtungen des Pflegepersonals und die Klagen des Patienten gegenüber dem Pflegepersonal zu erfragen und zu dokumentieren. Diese Informationen stellten die Grundlage für die abschließende Beurteilung nach der beschriebenen klinischen Änderungsskala durch den behandelnden Arzt dar. Ebenso füllte der behandelnde Arzt unter Zuhilfenahme der dokumentierten Beschwerden und des dokumentierten Verhaltens des Patienten am ersten und am letzten Tag der 3wöchigen Therapiephase die Globalbeurteilungsskalen RDS, CAS und GAS aus.

4.2 Methoden der Datenanalyse

4.2.1 Interrater-Reliabilität

Als Maß für die Übereinstimmung zwischen 2 Beurteilern wurde der Intraclass-Koeffizient benutzt. Dieser Koeffizient ist ein Maß für die Übereinstimmung, das bezüglich der zufälligen Übereinstimmung zwischen 2 Beurteilungen bereinigt ist. Bartko und Carpenter (1976) diskutieren die unterschiedlichen zufallsbereinigten Übereinstimmungsmaße für Skalen und kommen zu dem Schluß, daß der Intraclass-Koeffizient anderen Übereinstimmungskoeffizienten aus theoretisch-statistischen Gründen vorzuziehen ist.

Bei der Schätzung des Intraclass-Koeffizienten wurde die von Kraemer (1980) vorgestellte Jackknife-Methode verwendet; diese Methode liefert eine unverfälschte Schätzung des Intraclass-Koeffizienten - im Gegensatz zu den anderen Methoden der Errechnung des Reliabilitätskoeffizienten. Darüber hinaus ermöglicht die Jackknife-Methode Verteilungsaussagen über den Intraclass-Koeffizienten, so daß statistische Hypothesen formuliert und getestet werden können (Kraemer 1980). Insbesondere ist es möglich zu prüfen, ob 2 in derselben Stichprobe erhobene Skalen dieselbe Reliabilität aufweisen.

4.2.2 Interne Konstruktvalidität

Die interne Konstruktvalidität von Skalen kann mit verschiedenen statistischen Methoden untersucht werden. Faktorenanalytische Methoden werden am häufigsten verwendet; sie sind jedoch ein unzureichendes Mittel zur Feststellung der internen Konstruktvalidität (Bech, 1981). Faktorenanalysen basieren auf Korrelations- oder Kovarianzwerten, die sowohl von der Heterogenität der Stichprobe als auch von der Heterogenität der Items abhängen. Die Stichproben bzw. Populationsabhängigkeit der Faktorenanalysen bedingt deren Instabilität; diese unerwünschte Abhängigkeit wurde durch den Vergleich von Faktorenanalysen der HAMD in verschiedene Stichproben belegt (Maier et al. 1985).

Probabilistische psychometrische Modelle, insbesondere latente Strukturmodelle (wie z. B. die Rasch-Analyse), sind dagegen die geeigneten Mittel zur Feststellung der Konstruktvalidität (Maier et al., 1986; Gibbons et al., 1985; Bech, 1981; Fischer, 1974). Latente Strukturmodelle erlauben zu prüfen, ob die verschiedenen Items einer Skala auf eine eindimensionale latente Eigenschaft bezogen werden können, als deren beobachtbares Korrelat sie gelten können (Homogenität); im Rasch-Model wird darüber hinaus geprüft, ob die Items einer

Skala in unterschiedlichen Stich- bzw. Teilstichproben dieselbe Eigenschaft messen (Transferabilität).

Die Prüfung, ob eine Skala dem Rasch-Model entspricht und damit als homogene und stabile Skala für eine latente Eigenschaft angesehen werden kann, wurde folgendermaßen durchgeführt: die untersuchte Stichprobe wurde aufgrund unterschiedlicher Kriterien in Teilstichproben zerlegt; diese Kriterien sind binär und jedes Kriterium zerlegt die gesamte Stichprobe in 2 Teilstichproben. Solche Kriterien waren: Geschlecht, Alter, Diagnosen, dichotomisierte Skalenscores oder Zufallsverfahren. Für jede Teilstichprobe wurden die Modellkoeffizienten für das Rasch-Modell ermittelt; für jedes Paar von Teilstichproben konnte dann ermittelt werden, ob die geschätzten Modellkoeffizienten zwischen den beiden Teilstichproben konsistent sind. Diese Konsistenzprüfung wurde aufgrund eines von Andersen angegebenen Chi-Quadrat-Tests durchgeführt (Allerup, 1986; Andersen, 1972). Für jedes Kriterium (d.h. für jedes Paar von Teilstichproben) ergibt sich aufgrund dieser Modellprüfung ein empirischer p-Wert; ein signifikanter empirischer p-Wert (p = 0.01) zeigt eine unzureichende Anpassung an das Rasch-Modell an; in diesem Fall sind die fundierenden Bedingungen des Rasch-Modells - die Homogenität und/oder die Transferabilität - verletzt.

Neben der Prüfung auf die Verträglichkeit mit dem Rasch-Modell wurden auch die klassischen Indikatoren für die Konsistenz von Skalen ermittelt (Lienert, 1972): die mittlere Trennschärfe, der Alpha-Koeffizient von Cronbach und die Kuder-Richardson-Formel 20.

4.2.3 Externe Validität

Ein wesentliches methodisches Prinzip bei Validitätsprüfungen ist, daß Validierungskriterien unabhängig von den zu validierenden Instrumenten zu messen sind. Die Validierungskriterien wurden daher jeweils von Beurteilern bewertet, die unabhängig von den Beurteilern der zu validierenden Skalen waren.

Die Übereinstimmungsvalidität ("concurrent-validity") beschreibt die Assoziation zwischen der zu untersuchenden Skala und anderen, bereits eingeführten Meßinstrumenten zur Erfassung derselben Qualität. Meßinstrumente für den Schweregrad der Depression, die als valide angesehen werden, sind vor allem die Globalbeurteilungsskala RDS (Lipman, 1982) für den Schweregrad der Depression. Die Globalsummenscores und die Items der zu untersuchenden Skalen werden daher mit diesem Validierungskriterium korrelliert (Spearman-Korrelationen). Korrelationen mit anderen psychopathologisch definierten Indikatoren der depressiven Symptomatik werden ebenfalls errechnet: mit den beiden Depressionsfaktoren des AMDP (Faktor 1 = Faktor 1. Ordnung, Faktor 2 = Faktor

2. Ordnung) (Woggon, 1987), mit dem Depressionsfaktor von CPRS (Perris, 1986) und mit dem Score der ACNP-Checkliste für depressive Symptomatik (Lipman, 1982). ·

Ein anderer Gesichtspunkt der externen Validität ist, daß Schweregradskalen der Depression enger mit der depressiven Symptomatik als mit anderen psychopathologischen Qualitäten assoziiert sein sollen. Um zu prüfen, ob diese Forderung erfüllt ist, wurden die Spearman-Korrelationen zwischen den Summenscores der untersuchten Skalen und der globalbeurteilten Intensität der Depression (RDS) mit den Korrelationen zwischen den Summenscores und der globalbeurteilten Intensität der Angst (Score der COVI-Angstskala-CAS) verglichen. Mit der von Dunn und Clark (1981) angegebenen Methode ist es dann möglich, die Korrelation zur globalbeurteilten Intensität der Depression mit derjenigen zur globalbeurteilten Intensität der Angst auf Gleichheit zu testen. Validität ist dann gegeben, wenn der Korrelationskoeffizient mit der RDS signifikant größer ist als derjenige mit der CAS. Andere mögliche Kriterien der externen Konstruktvalidität sind: 1. die Korrelation der Scores der untersuchten Depressionsskalen mit dem Ausmaß der psychosozialen Beeinträchtigung, die durch den GAS-Score (Spitzer et al., 1976) gemessen wird; 2. die Differenzierungsfähigkeit der Skalenscores zwischen verschiedenen Subtypen der Depression, die sich aufgrund bisheriger Erkenntnisse im Schweregrad der depressive Symptomatik unterschieden; insbesondere depressive Syndrome mit einer zusätzlichen endogenomorphen Symptomatik oder einer Melancholie nach DSM-III sind mit einem höheren Schweregrad der depressiven Symptomatik verbunden (Zimmerman et al. 1986). Entsprechend wurden die Globalsummenwerte der zu untersuchenden Skalen bei Patienten mit und ohne depressive Episoden mit Melancholie (DSM-III) miteinander verglichen.

4.2.4 Änderungssensitivität

Das Validierungskriterium der Änderungssensitivität ist die durch den behandelnden Arzt festgestellte Veränderung (Verbesserung, Verschlechterung) während des 23tägigen Therapieverlaufs in der Stichprobe 2. Das Rating der Skalen und die Beurteilung des Validierungskriteriums erfolgten unabhängig und in verschiedenen Sitzungen. Alle Itemscores und die Globalsummenscores der Skalen wurden mit dem Validierungskriterium korreliert. Das Validierungskriterium "Änderungssensitivität" wird durch 2 Indikatoren erfaßt: durch die direkte Veränderungsmessung (Globalbeurteilung einer 9-Punkte-Skala - s. o. -) und durch die indirekte Veränderungsmessung (Differenz zwischen den Scores der RDS am Tag 0 und am Tag 21 der Therapiephase). Die indirekte Veränderungsmessung ermittelt den Änderungsscore (Differenzenbildung) durch eine Kovarianzanalyse (ANCOVA); als Änderungsscore wird die Differenz zwischen dem beobachteten RDS (Wert am Tag 21) und dem (aufgrund des RDS-Wertes am Tag 0) am Tag 23 zu erwartenden RDS-Wert verwendet. Der Änderungsscore für die zu validierenden Schweregradskalen wurde analog mit der ANCOVA-Methode ermittelt.

5 Reliabilität und Validität der Hamilton-Depressionsskala und ihrer Subskalen

5.1 Ergebnisse der Studie zur Reliabilität und Validität der Hamilton-Depressionsskala und ihrer Subskalen

Die Mittelwerte und Varianzen der Globalsummenscores für die 17-Item-Version und 21-Item-Version der HAMD (Tab. 19) liegen im Bereich der in anderen Studien angegebenen Normwerte für depressive stationäre Patienten (Baumann, 1975; Maier et al. 1984; Hedlund, 1979).

In den nachfolgenden Tabellen werden die folgenden Abkürzungen benutzt:

HAMD I: Hamilton-Depressionskala 21 Items
HAMD II: Hamilton-Depressionsskala 17 Items
HAMD III: Hamilton-Depressionsskala 6 Items (Item-Nr.1,2,7,8,10,13)
HAMD IV: Hamilton-Depressionsskala 6 Items (Item-Nr. 1,2,7,8,9,10)
HAMD V: Hamilton-Depressionsskala 5 Items (Item-Nr. 1,2,7,8,10))

Tabelle 19: Mittelwert, Standardabweichungen und Mediane für HAMD und ihrer Subskalen in den untersuchten Stichproben

Skala	HAMD I	HAMD II	HAMD III	HAMD IV	HAMD V
Stichprobe 1					
Mittelwert	25,8	22,0	10,8	9,9	9,0
Standardbw.	7,9	7,3	3,4	3,0	2,8
Median					
Stichprobe 2 (v. Behandl.)					
Mittelwert	27,1	24,5	11,5	10,7	9,9
Standardbw.	10,9	10,5	3,1	3,1	2,8
Median	27,2	24,1	11,2	10,6	9,8
Stichprobe 2 (n. Behandl.)					
Mittelwert	21,0	18,1	7,1	6,7	6,1
Standardabw.	11,1	11,0	3,9	3,7	3,3
Median	20,6	17,8	6,5	6,3	6,0

Tabelle 20: Übereinstimmungsreliabilität der Globalsummenscores der HAMA und ihren Subskalen (Intraklassenkoeffizienten)

	Stichprobe 1	Stichprobe 2 (vor Beh.)	Stichprobe 2 (nach Beh.)
HAMD I	.66	.70	.69
HAMD II	.70	.72	.70
HAMD III	.66	.69	.67
HAMA IV	.71	.68	.68
HAMD V	.70	.69	.66

Tabelle 21: Interne Konstruktvalidität der HAMD und ihrer Subskalen (Stichprobe 1): Anpassung an das Rasch-Modell empirische p-Werte für die Modellanpassung

Skala	HAMD I	HAMD II	HAMD III	HAMD IV	HAMD V
Methode der Stichprobenteilung:					
Alter (Median)	.17	.19	.32	.29	.24
Geschlecht	.57	.35	.42	.40	.44
HAMD 17 Items (Median)	.00*	.01*	.07	.06	.07
HAMD (Items 1,2,7,8,10) (Median)	.01*	.01*	.04	.08	.04
ROS (Median)	.01 *	.00*	.06	.04	.05
DSM III (Melancholie vs. nicht Melancholie)	.02	.02	.12	.13	.10
Newcastle-Skala (1967) (endog. vs. nicht endog.Depression)	.05	.03	.06	.04	.05
ICD-9 (affektive Psychose vs. andere Diagnosen)	01*	.01*	.09	.12	.12
Teilung durch Zufall	.02	.03	.16	.19	.18

p = .01 bezeichnet fehlende Modellanpassung

5.1.1 Interrater-Reliabilität

Die Koeffizienten für die Übereinstimmungsreliabilität (Intraclass-Koeffizienten) der 5 Versionen der Hamilton-Depressionsskala (Tab. 20) liegen in beiden untersuchten Stichproben im Bereich zwischen .60 und .72. Die Reliabilitätskoeffizienten, die in der Joint-rater-Situation erhoben wurden (Stichprobe 1), unterscheiden sich kaum von den Reliabilitätskoeffizienten, die in der Test-Retest-Situation erhoben wurden (Stichprobe 2); ebenso unterscheiden sich in der Stichprobe 2 die Reliabilitätskoeffizienten vor Beginn der 23tägigen Therapiephase kaum von den entsprechenden Koeffizienten nach Abschluß der 23tägigen Therapiephase. Eine Verkürzung der 17-Item-Version auf 6 oder 5 Items beeinträchtigt die Reliabilität des Globalsummenscores nicht erheblich.

Die Intraclass-Koeffizienten der verschiedenen Skalen bzw. derselben Skala unter verschiedenen Situationen unterscheiden sich nicht signifikant und auch nicht tendenziell (zweiseitiger Test p > .10).

Der Median der absoluten Werte der Intraclass-Koeffizienten der HAMD (21 Items) ist .69. In der Literatur werden Minimalbedingungen für die Reliabilität von Globalsummenscores von Skalen angegeben; Lienert (1972) gibt als unterste Grenze einen Reliabilitätskoeffizienten von .70 an. Daher sind die Reliabilitätskoeffizienten für die Globalsummenscores der Hamilton-Depressionsskala und deren Subskalen als grenzwertig anzusehen (Tab. 21).

Die relativ geringe Reliabilität der Globalsummenscores ist vor allem auf die niedrige Reliabilität der Einzelitems zurückzuführen (Tab. 3). Insbesondere sind die Intraclass-Koeffizienten für Item 15 (Hypochondrie), für Item 17 (Verlust der Krankheitseinsicht) und für Item 21 (Zwangssymptome) so niedrig, daß sie jedenfalls in einer der untersuchten Stichproben nicht signifikant von Null (d. h. von der zufallsbedingten Übereinstimmung) verschieden sind (p = .05); 2 weitere HAMD-Items zeigen nur eine niedrige Reliabilität (Intraclass-Koeffizient zwischen .30 und .60): Item 5 (Durchschlafstörung) und Item 13 (allgemeine körperliche Beschwerden) (Tab. 21).

5.1.2 Interne Konstruktvalidität

Die interne Konstruktvalidität wird einerseits durch die Anpassung an das Rasch-Modell und andererseits durch klassische Koeffizienten für die interne Konsistenz geprüft. Die Anpassung an das Rasch-Modell erfordert die Unterteilung der Stichprobe nach verschiedenen binären Kriterien. Diese Untersuchung wurde in der Stichprobe 1 durchgeführt. Die folgenden Kriterien zur Teilung der Stichprobe wurden verwendet:

Alter, Geschlecht, Globalsummenscore der 17-Item-Version der HAMD (Teilung am Median), Globalsummenscore der 5-Item-Version der HAMD (Teilung am Median), Schweregrad des depressiven Syndroms durch Globalbeurteilung mit der RDS (Teilung am Median des RDS-Globalsummenscores), klassifikatorische Differienzierung zwischen endogener und nicht endogener Depression (nach 3 verschiedenen Diagnose-Manualen: DSM-III, Newcastle-Skala I, ICD-9) und durch eine Teilung nach Zufall. Während die beiden langen Versionen der HAMD (21-Item-Version und 17-Item-Version) bei mehr als der Hälfte der 9 Methoden der Teilung der Stichprobe keine Verträglichkeit mit den Annahmen des Rasch-Modells zeigen (p < .01), sind alle 3 Kurzversionen der HAMD mit dem Rasch-Modell bei allen Stichprobenteilungen verträglich (Tab. 21). Der Modelltest von Andersen erlaubt es, auch jene Items zu isolieren, die für die Mängel der Verträglichkeit einer Skala mit dem Rasch-Modell verantwortlich sind; diese Items sind: Item Nr. 3, Item Nr. 9, Item Nr. 11, Item Nr. 13, Item Nr. 15 und Item Nr. 17.

Die klassischen Parameter (Tab. 21) für die interne Konsistenz (Cronbachs-Alpha-Koeffizient, Kuder-Richardson-Koeffizient 20, mittlere Trennschärfe) zeigen ebenso, daß die längeren Versionen der HAMD (21-Item-Version, 17-Item-Version) eine geringere Homogenität aufweisen als die 6- und 5-Item-Versionen. Sämtliche der in Tabelle 22 angegebenen Konsistenzkoeffizienten erfüllen aber die von Lienert (1972) angegebenen Minimalbedingungen.

Tabelle 22: Testtheoretische Parameter der HAMA und ihren Subskalen (Stichprobe 1)

	HAMD I	HAMD II	HAMD III	HAMD IV	HAMD V
Koeffizienten Cronbach's Alpha	77	.81	.85	.86	.88
Kuder - Richardson - Formel 20	79	.83	.89	.90	.89
Mittlere Trennschärfe	40	.47	.51	.50	.52

Tabelle 23: Korrelativer Zusammenhang zwischen Depressionsfaktoren von Beurteilungsinventaren und Subskalen der Hamilton-Skala

Skalen Faktoren	HAMD	HAMD- Subskala I	HAMD- Subskala II	HAMD- Subskala III
AMPD-Faktor (1. Ordnung) "Depression"	.7	.74	.72	.73
AMDP-Faktor (2. Ordnung) "Depression"	.75	.64	.63	.62
CPRS-Faktor "Depression"	.81	.78	.78	.77
ACNP-Checkliste "Depression" (Summenscore)	.77	.70	.66	.68

5.1.3 Inhaltliche und externe Validität

Die Globalsummenscores der verschiedenen Versionen der HAMD wurden mit unterschiedlichen Indikatoren der Schweregrads der depressiven Symptomatik korreliert. Für die beiden "Depressionfaktoren" des AMDP-Systems betragen die Korrelationskoeffizienten mit den Globalsummenscores der 5 verschiedenen Versionen der HAMD zwischen .64 und .75 (Tab. 23). Die verschiedenen Versionen der HAMD unterscheiden sich nicht signifikant in ihrer Korrelation mit AMDP-Faktoren (p < .05). Die Korrelationen mit den "Depressionsfaktoren" im CPRS-System und mit dem Summenscore der ACNP-Depressionscheckliste unterscheiden sich ebenfalls kaum in den verschiedenen Versionen der HAMD (Tab. 23). Die Korrelation mit der Globalskala RDS ist für die beiden langen Versionen der HAMD am niedrigsten, und die kürzeren Versionen der HAMD in den beiden untersuchten Stichproben haben Korrelationskoeffizienten höher als .70 (Tab. 24). Allerdings sind die Unterschiede der Korrelation zwischen dem Summenscore der RDS und den verschiedenen Globalsummenscores der HAMD nicht signifikant unterschieden.

Die kurzen Versionen der HAMD können im Vergleich Tabelle 6, Tabelle 7 zu den langen Versionen HAMD besser zwischen den psychopathologischen Qualitäten Angst und Depression unterscheiden (differentielle Validität), die Korrelationskoeffizienten der Globalsummenscores der 5-Item- und der 6-Item-Versionen mit dem Summenscore der RDS signifikant höher als mit dem Summenscore der Globalbeurteilungsskala für den Schweregrad der Angst (CAS); die beiden Langversionen der HAMD (21-Item-Version, 17-Item-Version) sind zwar auch höher mit dem Indikator für den Schweregrad der Depression (RDS) als mit dem Indikator für den Schweregrad von Angst (CAS) korreliert; dieser Unterschied ist lediglich für die 17-Item-Version in der Stichprobe 1 signifikant (Tab. 24).

Tabelle 24: Validität der HAMA und ihrer Subskalen. Korrelativer Zusammenhang zwischen den Globalsummenscores der HAMA und ihrer Subskalen und der Globalbeurteilung des Schweregrades von Depression (RDS) und von Angst (CAS) (Pearson-Korrelationen)

	Stichprobe 1	Stichprobe 2 (vor Beh.)	Stichprobe 2 (nach Beh.)
HAMD I	.62	.67	.74
HAMD II	.65	.68	.74
HAMD III	.72	.74	.79
HAMD IV	.71	.73	.77
HAMD V	.71	.72	.79

Die Korrelationen zwischen den Globalsummenacores der Langversionen der HAMD und dem Indikator für das Ausmaß der psychosozialen Beeinträchtigung (dem GAS-Score) sind niedriger als die entsprechenden Korrelationen für die Kurzversionen der HAMD; die Unterschiede sind jedoch nicht signifikant (Tabelle 24).

Sämtliche Versionen der HAMD zeigen signifikant höhere Mittelwerte des Schweregrads der depressiven Symptomatik in der Gruppe der Patienten mit Melancholie im Vergleich zur Gruppe der depressiven Patienten ohne Melancholie nach DSM-III (Tab. 25). Ebenso zeigen sämtliche Versionen der HAMD eine hochsignifikante Besserung im Schweregrad der depressiven Symptomatik während der 23tägigen Therapiephase an (Tab. 25).

Tabelle 25: Validität der HAMD und ihrer Subskalen (Diskriminierung zwischen Melancholie und nicht Melancholie und zwischen Vor- und Nachbehandlungsstatus; Korrelation mit der psychosozialen Beeintraechtigung GAS)

	HAMD I	HAMD II	HAMD III	HAMD IV	HAMD V
Stichprobe 1					
MDE mit Melancholie (MW)	24.0	22.4	1.5	11.3	10.7
MDE ohne Melancholie (MW)	18.5	17.7	9.0	8.6	8.3
Signigikanz des MW-Unterschieds (t+-Test)	p=.01	p=.01	P=.01	p=.01	p=.01
Korrelation mit GAS-Score	-.59	-.58	-.67	-.66	-.67
Stichprobe 2					
Vor Behandlung (MW)	27.1	24.1	12.8	12.7	11.6
Nach Behandlung (MW)	21.0	18.1	9.1	8.6	7.6
Signifikanz des MW-Unterschieds (t+-Test)	p=.01	p=.01	p=.01	p=.01	p=.01

Einige Items der HAMD weisen nur eine geringe Korrelation mit der globalbeurteilten Intensität der depressiven Symptomatik auf: Item Nr. 21 (Zwangssymptome), Nr. 17 (Verlust der Krankheitseinsicht), Nr. 9 (Agitation) und Nr. 15 (Hypochondrie) (Tab. 26).

Die Sensitivität einer Schweregradskala kann zwischen den verschiedenen Intensitätsstufen des depressiven Syndromes variieren (Bech et al, 1976). Daher wurde die Stichprobe 1 durch den Median der Globalskala RDS in eine Hälfte mit leichter und eine Hälfte mit schwerer depressiver Symptomatik geteilt. In den beiden Teilstichproben wurden erneut die Korrelationen zwischen der global beurteilten Intensität der depressiven Symptomatik (RDS) und den Globalsummenscores der verschiedenen Versionen der HAMD errechnet. Dabei ergaben sich folgende Ergebnisse: in der Teilstichprobe mit einer schwereren depressiven Symptomatik beträgt der Absolutwert der Spearman-Korrelation des RDS-Scores mit der 21-Item-Version der HAMD .46, mit der 17-Item-Version .50, mit der 6-Item-Version .56, mit der 6-Item-Version .51, mit der 5-Item-Version .58; in der Teilstichprobe mit einer leichteren depressiven Symptomatik ist der Korrelationskoeffizient der globalbeurteilten Intensität der depressiven Symptomatik (RDS-Score) mit der 21-Item-Version .63, mit der 17-Item-Version .68, mit der 6-ItemVersion .66, mit der 6-Item-Version .64 und mit der 5-Item-Version .68. Diese Ergebnisse zeigen, daß die Langversionen der HAMD bei schweren depressiven Zuständen ein relativ geringes Auflösungsvermögen besitzen.

Tabelle 26: Externe Validität der Hamilton-Depressionsskala, Spearman-Korrelationen zwischen HAMD-Scores (Beurteilung 1) und der globalen RDS-Scores (Beurteilung 2)

Items (HAMD)	Stichprobe 1	Stichprobe 2 (vor Beh.)	Stichprobe 2 (nach Beh.)
1. Depressive Stimmung	.65	.63	.54
2. Schuldgefühle	.38	.48	.64
3. Suizid	.43	.52	.45
4. Einschlafstörung	.20	.01 n. s.	-.06 n. s.
5. Durchschlafstörung	.25	.14	-.08 n. s.
6. Schlafstörung a. Morgen	.28	.30	.09 n. s.
7. Arbeit und sonst. Tätigk.	.38	.42	.35
8. Depressive Hemmung	.50	.40	.37
9. Erregung	.16 n. s.	.35	.56
10. Angst psychisch	.48	.43	.58
11. Angst somatisch	38	.31	.43
12. Körperliche Symptome(allg)	34	.36	.45
13. Körperliche Symptome	.40	.40	.52
14. Genitalsymptome	.45	.30	.57
15. Hypochondrie	.17 n. s.	.01 n. s.	.40
16. Gewichtsverlust	.38	.48	.33
17. Krankheitseinsicht	.10 n. s.	.59	.45
18. Tagesschwankungen	.21	-.01 n. s.	.29
19. Depersonalisation	.25	.42	.53
20. Paranoide Symptome	.21	.47	.45
21. Zwangssymptome	.06 n. s.	-.10 n. s.	-.20 n. s.

n. s.= nicht signifikant größer als Null (p = .05)

5.1.4 Änderungssensitivität

Die Änderungssensitivität der HAMD-Skalen wurde in der Stichprobe 2 ermittelt. Die Änderungssensitivität der 5 Versionen der HAMD variiert zwischen .63 und .71 (Spearman-Korrelation zwischen der Veränderung auf dem HAMD-Score und dem global bewerteten Änderungsscore) (Tab. 27). Dabei ergeben sich bei der direkten und bei der indirekten globalen Änderungsmessung jeweils ähnliche Koeffizientenwerte.

In der HAMD gibt es einige Items, deren Veränderungswerte nicht überzufällig hoch mit der global beurteilten Veränderung assoziiert sind. Diese Items sind (Tab. 28): Gewichtsverlust (Item Nr. 16), Suizidalität (Item Nr. 3), Einschlafstörungen (Nr. 4), Verlust der Krankheitseinsicht (Nr. 17), paranoide Symptome (Nr. 19), Zwangssymptome (Nr. 21) und Schuldgefühle (Nr. 2).

Tabelle 27: Änderungssensitivität der HAMD und ihrer Subskalen: Assoziation zwischen der Aenderungsmessung auf Globalskalen und den Änderungsscores der HAMD und ihrer Subskalen.

	Direkte Änderungsmessung mit Globalskalen	Indirekte Änderungsmessung mit Globalskalen
HAMD I	.65	.67
HAMD II	.69	.71
HAMD II	.63	.67
HAMD IV	.65	.64
HAMD V	.65	.66

Tabelle 28: Änderungssensivität der HAMD-Items: Assoziation zwischen der Änderungsmessung auf Globalskalen und den Änderungsscores der HAMD-Items

Items (HAMD)	Direkte Änderungsmessung mit Globalskalen	Indirekte Änderungsmessung mit Globalskalen
1. Depressive Stimmung	.39**	.31*
2. Schuldgefühle	.19	.15
3. Suizid	.10	.03
4. Einschlafstörung	.05	.15
5. Durchschlafstörung	.50**	.49**
6. Schlafstörung am Morgen	.30*	.39*
7. Arbeit u. sonst. Tätigkeit.	47**	.45**
8. Depressive Hemmung	.51**	.40**
9. Erregung	.24*	.29 *
10. Angst psychisch	.25*	.20*
11. Angst somatisch	.45**	.35*
12. Körperliche Symptome (gastrointestinal)	.29*	.31*
13. Körperliche Symptome (allgemeine)	.34**	.31*
14. Genitalsymptome	.63**	.50**
15. Hypochondrie	.22*	.07
16. Gewichtsverlust	.01	-.05
17. Krankheitseinsicht	.15*	.10
18. Tagesschwankungen	.40**	.35**
19. Depersonalisation	.30*	.31*
20. Paranoide Symptome	.10	.12
21. Zwangssymptome	.09	.05

** p = .01; * p = .05 (Test auf Gleichheit mit Null)

5.2 Diskussion der Studie zur Reliabilität und Validität der Hamilton-Depressionsskala und ihrer Subskalen

5.2.1 Reliabilität

In der Literatur wird als Minimalbedingung für die Reliabilität von Summenscores ein Kappawert von .70 abgegeben. Die HAMD mit 21 Items und sämtliche Kurzversionen mit 6 oder 5 Items erfüllen in mindestens einer der untersuchten Stichproben diese Bedingung nicht; dagegen zeigt die 17-Item-Version stets eine ausreichende Reliabilität für den Globalsummenscore. Die beobachteten Reliabilitätskoeffizienten für die 17-Item-Version sind den in der Literatur angegebenen Werten vergleichbar (Cicchetti und Prusoff, 1983; Rehm und O'Hara, 1985). Die angegebenen Absolutwerte für die Reliabilitätskoeffizienten sind jedoch nur schwer interpretierbar und zwischen den Studien vergleichbar; sie sind vom Ausmaß der Trainiertheit der Beurteiler abhängig. Dagegen sind die relativen Unterschiede zwischen Reliabilitätskoeffizienten verschiedener Instrumente, die von derselben Beurteilergruppe erhoben werden, gut interpretierbar; denn auf diese Weise bleibt das Ausmaß der Trainiertheit der Beurteilergruppe kontrolliert. Ein Vergleich der Reliabilitätskoeffizienten favorisiert die 17-Item-Version der HAMD. Allerdings ist das Ausmaß dieser Überlegenheit der 17-Item-Version nicht erheblich.

Für sämtliche untersuchten Subskalen und Versionen der HAMD sind bei der Joint-rater-Beurteilung und bei der Test-Retest-Beurteilung ähnliche Reliabilitätskoeffizienten beobachtet worden; für keine der untersuchten Subskalen und Versionen sind die Unterschiede des Reliabilitätskoeffizienten zwischen beiden Situationen signifikant ($p > .05$). Diese Beobachtung zeigt, daß die Hamilton-Skalen nicht von der Variation der Beurteilungssituation (Situationsvarianz) beeinflußt werden; diese Robustheit belegt ihre klinische Nützlichkeit.

Die Informationsvarianz, die bei der Joint-rater-Reliabilität im Gegensatz zur Test-Retest-Reliabilität außer Betracht bleibt, spielt also für die Reliabilität der HAMD keine erhebliche Rolle. Die Einführung strukturierter Interviews, die der Reduktion der Informationsvarianz dienen, ist also für die HAMD aufgrund der vorliegenden Daten nicht geboten; gleichwohl wurde (Williams, 1988) ein strukturiertes Interview für die HAMD vorgestellt, ohne daß jedoch durch den Vergleich der Joint-rater-Reliabilität mit der Test-Retest-Reliabilität die Notwendigkeit eines strukturieren Interviews belegt wurde.

Einige der HAMD-Items zeigen eine sehr niedrige Reliabilität, die sich nicht signifikant von einer zufallsbedingten Übereinstimmung unterscheidet:

Item Nr. 21 (Zwangssymptome), Item Nr. 14 (hypochondrische Beschwerden), Item Nr. 17 (Krankheitseinsicht). Andere Studien (Cicchetti und Prusoff, 1983; Rehm und O'Hara, 1985) fanden ebenso, daß die Items Nr. 14 und 17 eine unzureichend niedrige Reliabilität aufweisen. In Übereinstimmung mit diesen Autoren kann empfohlen werden, die Items Nr. 14 und 17 in revidierten Fassungen der HAMD wegzulassen; die Validität der HAMD wird damit nicht berührt, da beide Items nicht zur depressiven Kernsymptomatik zählen. Entsprechend führen die Kurzversionen der HAMD diese Items nicht auf.

Nach einem psychometrischen Lehrsatz steigt die Reliabilität einer Skala, wenn die Anzahl der Items erhöht wird; Voraussetzung für die Gültigkeit dieser Feststellung ist, daß die Items untereinander homogen sind. Die hier beobachteten geringen Unterschiede in der Reliabilität zwischen den Kurzversionen (5 - bzw. 6 Items) und den Langversionen (17 und 21 Items) sind auf die hohe inhaltliche Heterogenität der Langversionen zurückzuführen.

Die Untersuchungen zur Reliabilität belegen, daß wegen der hohen Heterogenität des HAMD-Itempools eine Reduktion der Skala von 21 Items auf 6 bzw. 5 Items ohne Verlust von Reliabilität vorgenommen werden kann.

5.2.2 Interne Konstruktvalidität

Der Globalsummenscore von Schweregradskalen dient als Indikator für die Intensität depressiver Symptomatik. Dieses Prinzip ist nur dann sinnvoll, wenn durch den Globalsummenscore bei allen Patienten dieselbe psychopathologische Qualität erfaßt wird - widrigenfalls sind die Globalsummenscores zwischen den Patienten nicht vergleichbar; diese Forderung entspricht der Bedingung der Transferabilität.

Ebenso ist es wünschenswert, daß alle Items einer Skala mit der zu beurteilenden Qualität eng assoziiert sind; diese Forderung entspricht der Bedingung der Homogenität. Beide Bedingungen werden durch die Prüfung der internen Konsistenz untersucht; hierzu ist insbesondere die Prüfung auf die Verträglichkeit mit dem Rasch-Modell nützlich. Bei verschiedenen Versionen der Subskalen der HAMD zeigte sich dabei, daß nur die Kurzversionen (alle Versionen mit 5 bzw. 6 Items) mit dem Rasch-Modell verträglich sind. Dieses Ergebnis erweist die Überlegenheit der Kurzversionen der HAMD gegenüber den Originalversionen dieser Skala. Bereits in früheren Arbeiten wurde gezeigt, daß die 21-Item-Version und die 17-Item-Version der HAMD nicht mit dem Rasch-Modell verträglich sind (Bech et al. 1981; Maier und Philipp, 1985). Die wahrscheinlichste Ursache für die mangelnde Modellverträglichkeit der Originalskalen ist die hohe inhaltliche Heterogenität der Items in den Langversionen der HAMD.

5.2.3 Inhaltliche und externe Validität

Die inhaltliche Validität einer Skala beurteilt, ob die Items geeignet sind, die Qualität abzudecken, die durch die Skala bzw. durch deren Globalsummenscore erfaßt werden soll. Sämtliche Versionen der HAMD beinhalten Items, die auf die depressive Kernsymptomatik bezogen sind (Schuldgefühle, Leistungsminderung, psychomotorische Hemmung bzw. Agitation). Allerdings sind einige depressiven Kernsymptome in der HAMD nicht repräsentiert oder sie stellen keine gesonderten Items dar: dies gilt insbesonder für das Symptom der Anhedonie und der mangelnden Reaktivität depressiver Syndrome. Dieser Mangel in der Erfassung der depressiven Kernsymptomatik einerseits und die Vielzahl der mit depressiver Symptomatik nur locker assoziierten Symptome andererseits schränken die inhaltliche Validität der Langversionen der HAMD ein; die Kurzversionen der Hamilton-Skala weisen ebenso wie die Langversionen den Mangel der unzureichenden Erfassung der depressiven Kernsymptomatik auf; sie haben jedoch den Vorteil, das Gewicht der mit der depressiven Symptomatik nur assoziierten Beschwerden erheblich zu reduzieren. Diese Überlegungen zur inhaltlichen Validität lassen für alle Versionen der HAMD eine nur beschränkte externe Validität erwarten; allerdings legen diese Überlegungen nahe, daß die Kurzversionen der HAMD eine höhere Validität aufweisen als die Langversionen.

Die Kurzversionen der HAMD zeigen eine höhere differentielle Validität als die Langversionen: bei den Kurzversionen sind die Korrelationskoeffizienten mit der globalbeurteilten Intensität der depressiven Symptomatik (RDS) signifikant höher als die Korrelationskoeffizienten mit der globalbeurteilten Intensität der Angstsymptomatik (CAS). Auch die Langversionen zeigen für die RDS höhere Korrelationskoeffizienten für die CAS; allerdings ist die Differenzierungsfähigkeit zwischen dem Schweregrad der depressiven Symptomatik und dem Schweregrad der Angstsymptomatik für die Langversionen nur grenzwertig signifikant.

Neben der Validität der Globalsummenscores der untersuchten Skalen ist die Validität der Items von Interesse: jedes Item einer Skala sollte mit den Indikatoren der zu erfassenden Qualität überzufällig stark assoziiert sein; entsprechend sind Korrelationskoeffizienten zwischen den einzelnen Items und der globalbeurteilten Intensität der depressiven Symptomatik zu erwarten, die signifikant größer als Null sind. Diese Bedingung wird von den Items Nr. 14 (hypochondrische Beschwerden), 17 (Verlust der Krankheitseinsicht) und 22 (Zwangssymptomatik) nicht erfüllt. Diese Items repräsentieren Symptome, die nur unzureichend mit der Intensität der depressiven Symptomatik assoziiert sind: hypochondrische Beschwerden kommen vorwiegend bei mäßiggradig ausgeprägten depressiven Syndromen vor (z. B. larvierte Depressionen); Mangel an Krankheitseinsicht liegt zwar bei wahnhaften Depressionen häufig vor; jedoch sind auch Patienten mit geringgradig ausgeprägten depressiven Syndromen häufig davon überzeugt, daß ihrer Symptomatik auf eine Erschöpfung oder ein verstärktes Ruhebedürfnis zurückzuführen sind; entsprechend erhalten auch diese Patienten positive Scores in dem Item Nr. 17 (Verlust der Krankheitseinsicht); bei dieser Konstellation ist keine hohe Korrelation zu erwarten. Ebenso können die niedrige Reliabilitäten der Items Nr. 15 und 17 deren mangelnde Validität bedingen Änderungssensitivität. In Ermangelung von biologischen Indikatoren für einen antidepressiven Therapieeffekt muß auf psychopathologisch definierte Kriterien zur Validierung der Änderungssensitivität zurückgegriffen werden. Als Validierungskriterium wurde in dieser Untersuchung das Urteil des behandelnden Arztes verwendet; das Urteil stützte sich auf eine prospektive Verlaufbewertung und auf sämtliche verfügbaren Informationsquellen über das Verhalten und das Erleben des Patienten während der Therapiephase. Die letzten beiden Gesichtspunkten garantieren die Objektivität des Kriteriums der Änderungssensitivität. Die Änderungssensitivitäten der verschiedenen Versionen der HAMD lagen in einem Intervall zwischen .63 und .71 (Korrelationen mit der globalbeurteilten Veränderung durch den behandelnden Arzt). Diese Variationsbreite ist gering. Die Höhe der Korrelationen belegt eine ausreichende Änderungssensitivität der verwendeten Versionen der HAMD. Entsprechend eignen sich sämtliche Versionen und Subskalen gleichermaßen als Indikatoren für eine Veränderung der Ausprägung der depressiven Symptomatik während antidepressiver Therapie. Die absolute Höhe der Korrelation zwischen den Veränderungen auf der HAMD (17 Items) und den global beurteilten Änderungsscores sind mit entsprechenden Werten in der Literatur (Nelson et al. 1985) vergleichbar. Skalen, die zur Messung von Veränderungen unter Therapie verwendet werden, sollten vorwiegend Items enthalten, die überzufällig eng mit der global beurteilten Veränderung assoziiert sind. Die 21-Item-Version enthält 7 Items, die diese Bedingung nicht erfüllen. Es ist naheliegend, eine Verbesserung der Änderungssensitivität der HAMD durch eine Elimination dieser 7 Items zu erreichen. Lediglich eines dieser Items (Schuldgefühle) ist in Kurzversionen der HAMD enthalten. Insgesamt tragen die Items, die nicht in den Kurzversionen der HAMD enthalten sind, nicht wesentlich zur Änderungssensitivität bei; denn die Änderungssensitivitäten der Kurzversionen sind nicht signifikant höher als die der Langversionen.

Im Vergleich zu der Studie von Nelson et al. (1984) sind die 3 Items Nr. 17 (Verlust der Krankheitseinsicht), Nr. 16 (Gewichtsverlust) und Nr. 3 (Suizidgedanken) in beiden Studien gleichermaßen nicht änderungssensitiv. Darüber hinaus sind mindestens 8 Items nur in einer der beiden Studien nicht änderungssensitiv. Das relativ hohe Maß an Variabilität der Befunde zwischen beiden Untersuchung kann zumindestens teilweise auf die niedrigere Reliabilität der HAMD-Items zurückgeführt werden.

Zusammengenommen zeigen die Untersuchungen zur Reliabilität, internen Konstruktvalidität, externen Validität und Änderungssensitivität der verschiedenen Versionen der HAMD, daß Kurzversionen dieser Skala den Langversionen zumindest gleichrangig sind. Die vorgelegten Untersuchungen belegen, daß die Ergänzung von Items, die sich auf die depressive Kernsymptomatik beziehen, durch zusätzliche Items, die sich auf assoziierte Symptome beziehen, der Validität der Skala keinen Gewinn bringt.

6 Reliabilität und Validität der Montgomery-Asberg-Ratingskala und der Bech-Rafaelsen-Melancholieskala

6.1 Ergebnisse der Studie zur Reliabilität und Validität der Montgomery-Asberg-Depressions-Ratingskala und der Bech-Rafaelsen-Melancholieskala

Die Mittelwerte und Standardabweichungen der Globalsummenscores der MADRS und der BRMS sind mit den in der Literatur angebenen Werten vergleichbar (Tab. 29).

6.1.1 Interrater-Reliabilität

Die Reliabilitätskoeffizienten (Intraclass-Koeffizienten) der MADRS und BRMS variieren in den verschiedenen Stichproben zwischen .66 und .88 (Tabelle 13). Die Reliabilität der BRMS ist in beiden Stichproben sowohl vor als auch nach Behandlung größer als die Reliabilität des Globalsummenscores der 17-Item-Version der HAMD. In der Stichprobe 2 ist der Unterschied zwischen beiden Skalen signifikant ($p = .05$ - zweiseitiger Test - für die Intraklassenkoeffizienten) (Tab. 30).

Die absoluten Reliabilitätswerte für den Globalsummenscore der BRMS liegen in beiden Stichproben höher als .70; die Globalsummenscores der BRMS erfüllen damit die Minimalbedingungen für die Reliabilität von Skalen (Lienert, 1972).

Alle Items in der MADRS und alle Items in der BRMS haben positive Intraclass-Koeffizienten (Tabelle 14 und 15); diese sind stets signifikant größer als Null ($p > .05$). Allerdings sind einige Items in beiden Skalen nur von begrenzter Reliabilität (Intraclass-Koeffizient $< .60$): in der MADRS Item Nr. 3 (innere Spannung), Nr. 7 (Apathie), Nr. 10 (Suizidgedanken) (Tab. 31); in der BRMS Item Nr. 3 (intellektuelle Verlangsamung) (Tab. 32).

Tabelle 29: Mittelwert, Standardabweichungen und Mediane für HAMD, MADRS, BRMS in oben untersuchten Stichproben

	HAMD	MADRS	
BRMS			
Stichprobe 1			
Mittelwert	22,0	22,9	15,9
Standardbw.	7,3	11,5	7,5
Median	21,3	21,9	15,1
Stichprobe 2 (vor Behandlung)			
Mittelwert	24,5	24,7	19,6
Standardbw.	10,5	9,9	9,0
Median	24,1	24,6	19,8
Stichprobe 2 (nach Behandlung)			
Mittelwert	18,1	17,4	12,4
Standardabw.	11,0	13,4	8,8
Median	17,8	17,1	12,2

Tabelle 30: Übereinstimmungsreliabilität der Globalsummenscores der HAMD, MADRS und BRMS (Intraclass-Koeffizient)

	Stichprobe 1	Stichprobe 2	Stichprobe 2
HAMD (17 Items)	.70	.72	.70
MADRS	.73	.66	.82
BRMS	.71	.79	.88

Tabelle 31: Übereinstimmungsreliabilität der Montgomery-Asberg-Depressions-Skala (Intraklassenkoeffizient)

Items (MADRS)	Stichprobe 1	Stichprobe 2 (vor Beh.)	Stichprobe 2 (nach Beh.)
Beobachtete Traurigkeit	.70	.38	.79
Berichtete Traurigkeit	.55	.58	.84
InnereAnspannung	.42	.55	.57
Verminderter Schlaf	.56	.75	.57
Verminderter Appetit	.62	.59	.57
Konzentrationsschwäche	.57	.43	.70
Antriebsmangel	.58	.39	.36
Gefühl der Gefühlslosigk.	.66	.37	.38
Pessimistische Gedanken	.68	.61	.82
Selbstmordgedanken	.54	.55	.50

Tabelle 32: Übereinstimmungsreliabilität der Bech-Rafaelsen-Melancholie-Skala (Intraklassenkoeffizient)

Items (BRMS)	Stichprobe 1	Stichprobe 2 (vor Beh.)	Stichprobe 2 (nach Beh.)
Aktivität (motorisch)	.63	.70	.56
Aktivität (verbal)	.56	.61	.60
Aktivität (intellektuelle)	.38	.49	.56
Angst (psychisch)	.47	.35	.64
Selbstmordgedanken	.59	.62	.57
Niedergeschlagenheit	.52	.30	.66
Selbstentwertungsgefühle	.67	.74	.84
Emotionale Retardierung	.38	.48	.71
Schlafstörungen	.60	.88	.59
Müdigkeit u. Schmerzen	.46	.61	.64
Arbeit und Interessen	.36	.62	.54

6.1.2 Interne Konstruktvalidität

Die interne Konstruktvalidität wurde durch 2 verschiedene Methoden beurteilt: durch die Prüfung der Verträglichkeit mit dem Rasch-Model sowie durch klassische Indikatoren der internen Konsistenz von Skalen. Zur Prüfung der Verträglichkeit von Beobachtungsdaten mit dem Rasch-Model ist es notwendig, die Stichproben nach verschiedenen binären Kriterien in jeweils 2 Teilstichproben zu zerlegen. Die Teilungskriterien sind (Tab. 33):

Alter (Teilungskriterium ist der Median der Altersverteilung), Geschlecht, 17-Item-Version der HAMD (Teilungskriterium ist der Median des Globalsummenwerts), MADRS (Teilungskriterium ist der Median des Globalsummenwerts), BRMS (Teilungskriterium ist der Median des Globalsummenwerts), RDS (Teilungskriterium ist der Median des Summenwerts), Klassifikationskriterien (3 verschiedene Klassifikationssysteme zur Differenzierung zwischen endogener und nichtendogener Depression wurden verwendet: DSM-III, Newcastle-Skala I, ICD-9), Zufallsteilung.

Die Skala BRMS ist für jede der durchgeführten Teilungsprozeduren der Stichprobe mit dem Rasch-Model verträglich (Tab. 33). Dagegen zeigt die MADRS für 5 der zehn verschiedenen Teilungsprozeduren eine mangelnde Verträglichkeit mit dem Rasch-Modell (Tabelle 16). In ähnlicher Weise ist die

17-Item-Version der HAMD mit dem Rasch-Modell nicht verträglich (4 von 10 verschiedenen Teilungsprozeduren zeigen eine unzulängliche Modellverträglichkeit). Die folgenden Items der MADRS sind mit dem Rasch-Modell in mindestens 2 der durchgeführten Stichprobenteilungen nicht verträglich (p < .05): Item Nr. 2, 3, 7, 10. Die Items, die in der BRMS bei mindestens 2 der durchgeführten Teilungsprozeduren eine signifikante Abweichung vom Rasch-Modell (p < .05) zeigen, sind die Items Nr. 5 und 10.

Die klassischen Indikatoren für die interne Konsistenz einer Skala (Cronbachs Alpha-Koeffizient, Kuder-Richardson-Formel 20, mittlere Trennschärfe) zeigen für die MADRS und für die BRMS eine höhere Homogenität als für die 17-Item-Version oder 21-Item-Version der HAMD an (Tab. 33). Die Ausprägungen der ermittelten Koeffizienten sind hinreichend hoch, um den in der Literatur angegebenen Minimalbedingungen (Lienert 1972) zu genügen.

Tabelle 33: Interne Konstruktvalidität der HAMD, MADRS und BRMS (Stichprobe 1): Anpassung an das Rasch-Modell: empirische p-Werte für die Modellanpassung

Methode der Stichprobenverteilung:	HAMD (17 Items)	MADRS	BRMS
Alter (Median)	0,19	0,09	0,25
Geschlecht	0,35	0,20	0,12
HAMD (17 Items) (Median)	0,01*	0,00*	0,04
MADRS (Median)	0,01*	0,00*	0,08
BRMS (Median)	0,02	0,00*	0,56
RDS (Median)	0,00*	0,00*	0,03
DSM-III (Melancholie vs. nicht Melancholie)	0,02	0,06	0,20
Newcastle Skala (endog. Depres. vs. nicht endog. Depress.)	0,03	0,01*	0,04
ICD-9 (affekt. Psychose vs. andere Diagnosen)	0,01*	0,18	0,17
Teilung d. Zufall	0,03	0,25	0,25

* : p . 01 bezeichnet fehlende Modellanpassung

Tabelle 34: Testtheoretische Parameter der Depressionsskalen in Stichprobe 1

Koeffizient:	HAMD (17 Items)	MADRS	BRMS
Cronbach's Alpha	.81	.88	.88
Kuder-Richardson Formel 20	.81	.90	.91
Mittlere Trennschärfe	.47	.65	.57

6.1.3 Inhaltliche und externe Validität

Die Globalsummenscores der zu validierenden Schweregradskalen wurden mit unterschiedlichen Indikatoren des Schweregrades depressiver Symptomatik korreliert. Die beiden "Depressionsfaktoren" des AMDP-Systems zeigen Korrelationskoeffizienten mit den Globalsummenscores der 3 zu vergleichenden Schweregradskalen zwischen .64 und .80. Die Korrelationskoeffizienten mit den AMDP-Faktoren unterscheiden sich nicht signifikant zwischen beiden Vergleichsskalen und der HAMD (zweiseitiger Test p < .05) (Tab. 35). Die Korrelationen mit dem "Depressionsfaktor" im CPRS-System liegen für alle 3 Vergleichsskalen über .70; die Unterschiede zwischen den Korrelationskoeffizienten sind nicht signifikant (zweiseitiger Test p < .05) (Tab. 36). Die HAMD-Skala zeigt stets den geringsten Korrelationswert mit den Schweregradindikatoren der verwendeten psychopathologischen Inventare.

Die Korrelation des Scores der Globalskala für den Schweregrad depressiver Symptomatik (RDS) mit dem Globalsummenscore der HAMD ist niedriger als die Korrelation mit den Globalsummenscores den beiden anderen Schweregradskalen (Tabelle 19); für die MADRS und die BRMS liegen die Korrelationskoeffizienten jeweils über dem Schwellenwert von .70. Die Unterschiede zwischen den Korrelationskoeffizienten sind jedoch nicht signifikant (zweiseitiger Test p < .05).

Für die HAMD wurde eine höhere Sensitivität bei depressiven Syndromen mit mäßiger und leichter Ausprägung gefunden (s. Teil B 5.1.3). Um zu prüfen, ob die BRMS und die MADRS ebenfalls eine unterschiedliche Sensitivität für unterschiedliche Intensitätsstufen der depressiven Symptomatik aufweisen, wurde die Stichprobe 2 durch den Median des RDS-Scores in 2 Hälften geteilt und in jeder der beiden Teilstichproben die Spearman-Korrelationen zwischen dem Globalsummenscore von BRMS bzw. MADRS und der globalbeurteilten Intensität des depressiven Syndroms (RDS-Score) ermittelt. In der Teilstichprobe mit schwereren depressiven Syndromen waren die folgenden Korrelationen zu beobachten: 0.70 (BRMS x RDS), 0,68 (MADRS x RDS); in der Teilstichprobe mit leichter ausgeprägten depressiven Syndromen wurden die folgenden Koeffizienten beobachtet: 0,71 (BRMS x RDS), 0,73 (MADRS x RDS).

Tabelle 35: Korrelativer Zusammenhang zwischen Depressionsfaktoren von Beurteilungsinventaren und Globalsummenscores von Schweregradskalen

Faktoren:	HAMD (17 Items	MADRS	BRMS AMDP-Faktor
AMDP-Faktor (1. Ordnung) "Depression"	.72	.68	.76
AMDP-Faktor (2. Ordnung) "Depression"	.75	.76	.80
CPRS-Faktor "Depression"	.81	.80	.80
ACNP-Checkliste "Depression" (Summenscore)	.77	.71	.76

Tabelle 36: Validität von HAMD, MADRS, BRMS: Korrelativer Zusammenhang zwischen dem Globalsummenscore von HAMD-MADRS-BRMS einerseits und der Globalbeurteilumg des Schweregrads von Depression (RDS) und von Angst (CAS) andererseits (Pearson-Korrelationen)

	Stichprobe 1		Stichprobe 2 (vor Beh.)		Stichprobe 2 (nach Beh.)	
	RDS	CAS	RDS	CAS	RDS	CAS
HAMA (17 Items)	.65*	.45	.68	.52	.74*	.55
MADRS	.71**	.42	.75**	.46	.81**	.45
BRMS	.70**	.42	.81**	.44	.80**	.49

*:signifikante Differenzen zwischen beiden Korrelationskoeffizienten (p=.05)
**: signifikante Differenzen zwischen beiden Korrelationskoeffizienten (p=.01)

Die Globalsummenscores der MADRS und der BRMS zeigen eine höhere differentielle Validität als der Globalsummenscores der HAMD; die Globalsummenscores aller 3 Schweregradskalen sind mit dem Score der globalbeurteilten Intensität der Depression (RDS) höher korreliert als mit dem Score der global beurteilten Intensität der Angstsymptomatik (CAS) (Tab. 36); die Korrelationen der MADRS und BRMS mit der RDS sind dabei auf dem Signifikanzniveau von p = .01 in allen untersuchten Stichproben größer als die mit der CAS; der Globalsummenscore der HAMD zeigt dagegen in der Stichprobe 2 keine signifikant höhere Korrelation mit dem Globalsummenscore der RDS als mit dem Score der CAS. In der Stichprobe 2 konnte auf einem Signifikanzniveau von p = .05 ein Unterschied im Korrelationskoeffizienen festgestellt werden.

Alle 3 Schweregradskalen zeigen in der Stichprobe 2 bei Patienten mit einer Melancholie höhere Mittelwerte als bei Patienten ohne Melancholie (p<.01) (Tabelle 20). Ebenso kann während des Therapieverlaufs von 23 Tage eine hochsignifikante Abnahme der Mittelwerte der Globalsummenscores der 3 Schweregradskalen festgestellt werden (Signifikanzniveau jeweils < .01) (Tab. 37).

Die Korrelation zwischen den Globalsummenscores der BRMS und der MADRS und Ausmaß der psychosozialen Beeinträchtigung (GAS) ist höher als der entsprechende Koeffizient für die HAMD.

Tabelle 37: Validität von HAMD-BRMS und MADRS-Diskriminierung zwischen Melancholie und anderen depressiven Syndromen zwischen dem Vor- und Nachbehandlungsstatus; korrelativer Zusammenhang mit psychosozialer Beeinträchtigung (GAS)

	HAMD (17 Items)	BRMS	MADRS
Stichprobe 1 MDE mit			
Melancholie (n = 49) (1 A)	22.9	18.1	27.7
MDE ohne			
Melancholie (n = 81) (1 B)	17.7	13.5	19.2
Signifikanz (t-Test)	p=:01	p=.01	p=.01
(1 A vs. 1 B)			
Spearman-Korrelation			
mit GAS	.68	.75	.71
Stichprobe 2 vor Behandl. (2 A)	24.5	19.6	24.7
nach Behandlung (2 B)	18.1	12.4	17.4
Signifikanz (t-Test)	p.=01	p.=01	p.=01
(2 A vs. 2 B)			

In der MADRS finden sich 2 Items, deren Korrelationen mit dem Score der RDS nicht in allen Stichproben signifikant größer als Null sind (Tab. 38): Item Nr. 4 "Schlafstörungen" und Item Nr. 7 "Energielosigkeit".

In der BRMS findet sich nur ein Item, bei dem in einer Stichprobe die Korrelation mit der global beurteilten Intensität der Depression (RDS) nicht signifikant größer als Null ist (Tab. 39): Item Nr. 9 "Schlafstörungen".

6.1.4 Änderungssensitivität

Die Veränderungsscores der Globalsummenwerte der MADRS sind am niedrigsten mit der globalbeurteilten Veränderung während der 23tägigen antidepressiven Therapiephase assoziiert; diese Aussage gilt sowohl für die direkte als für die indirekte Globalbeurteilung während der Therapie. Der Globalsummenscore der BRMS ist mit der global beurteilten Veränderung unter Therapie am höchsten korreliert (Tabelle 23); auch diese Aussage gilt sowohl für die direkte als für die indirekte Veränderungsmessung. Für die direkte Veränderungsmessung ist diese Überlegenheit der BRMS über die MADRS auf dem Signifikanzniveau von p = .05 signifikant (Test von Dunn und Clark, 1971) (Tab. 40); der entsprechende Trend, der bei der indirekten Veränderungsmessung gefunden wurde, zeigte jedoch keine Signifikanz (p > .05).

Die Validität von Einzelitems kann geprüft werden, indem der durch eine Kovarianzanalyse ermittelte Änderungsscore für jedes einzelne Item mit der global beurteilten Veränderung während antidepressiver Therapie korreliert wird. Dabei zeigen alle Items der MADRS und der BRMS positive Korrelationen mit der global beurteilten Veränderung. In beiden Skalen gibt es aber einige Items mit niedrigen Korrelationskoeffizienten, die nicht signifikant größer als Null sind (Tab. 41, 42): MADRS: Items Nr. 10 "Suizidgedanken", Item Nr. 8 "Gefühl der Gefühllosigkeit"; BRMS: Item Nr. 5 "Selbstmordgedanken".

Tabelle 38: Externe Validität der Montgomery-Asberg-Depressionsskala: Pearsonkorrelationen zwischen den MADRS-Scores (Beurteiler 1) und dem Globalscore von RDS (Beurteiler 2)

Items (MADRS)	Stichprobe 1	Stichprobe 2 (vor Behandl.)	Stichprobe 2 nach Behandl.)
Beobachte Traurigkeit	.62	.60	.59
Berichtete Traurigkeit	.63	.66	.68
Innere Anspannung	.41	.40	.64
Verminderter Schlaf	.30	.15 n.s.	.12
Verminderter Appetit	.40	.43	.36
Konzentrationsschwäche	.39	.62	.52
Antriebsmangel	.60	.19 n.s.	.44
Gefühl d. Gefühllosigk.	.59	.47	.52
Pessimistische Gedanken	.50	.53	.59
Selbstmordgedanken	.39	.58	.49

Tabelle 39: Externe Validität der Bech-Rafaelsen-Melancholieskala: Pearson-Korrelationen zwischen den BRMS-Scores (Beurteilung 1) und den globalen RDS-Scores (Beurteilung 2).

Items (BRMS)	Stichprobe 1	Stichprobe 2 (vor Beh.)	Stichprobe 2 (nach Beh.)
Aktivität (motorisch)	.50	.95	.30
Aktivität (verbal)	.41	.40	.52
Aktivität (intellektuelle)	.37	.52	.43
Angst (psychisch)	.46	.48	.61
Selbstmordgedanken	.33	.52	.51
Niedergeschlagenheit	.53	.58	.64
Selbstentwertungsgefühle	.47	.60	.61
Emotionale Retardierung	.46	.38	.65
Schlafstörungen	.29	.25	.15 n.s.
Müdigkeit u. Schmerzen	.33	.25	.42
Arbeit und Interessen	.34	.53	.64

n. s. = nicht signifikant größer als 0 (p = .05) (zweiseitiger Test)

Tabelle 40: Änderungssensitivität der MADRS und ihrer Subskalen: Assoziation zwischen der Änderungsmessung auf Globalskalen und den Änderungsscores der HAMD, der MADRS und der BRMS

	Direkte Änderungsmessung mit Globalskalen	Indirekte Änderungsmessung mit Globalskalen
HAMD (17 Items)	.69	.71
MADRS	.63	.61
BRMS	.77	.70

Tabelle 41: Änderungssensitivität der BRMS-Items: Assoziation zwischen der Änderungsmessung auf Globalskalen und den Änderungsscores der BRMS-Items Multiple Regression und Standardkoeffizienten (Korrelationen)

Items (BRMS)	Direkte Änderungs-Änderungs-messung mit Globalskalen	Indirekte Änderungs-messung mit Globalskalen
Aktivität (motorisch)	.39**	.29*
Aktivität (verbal)	.21	.20
Aktivität (intellektuelle)	.45**	.30*
Angst (psychisch)	.38**	.29*
Selbstmordgedanken	.18	.10
Niedergeschlagenheit	.30**	.20
Selbstentwertungsgefühle	.43**	.40**
Emotionale Retardierung	.20	.24*
Schlafstörungen	.39**	.34*
Müdigkeit u. Schmerzen	.38*	.25*
Arbeit und Interessen	.40**	.28*

** p .01; * p .05 (Test auf Gleichheit mit 0)

6.2   Diskussion

6.2.1 Reliabilität

Während die Globalsummenscores der BRMS und der HAMD (17-Item-Version) ausreichende Reliabilitätskoeffizienten aufweisen (> .70 entsprechend den Forderungen von Lienert, 1972) zeigt der Globalsummenscore der MADRS nicht in allen Stichproben eine ausreichende Reliabilität. Die in dieser Untersuchung festgestellten Reliabilitätskoeffizienten für die BRMS und die MADRS sind insgesamt niedriger als in anderen Studien (Montgomery und Asberg, 1979; Kearns et al. 1972; Bech et al. 1983; Davidson et al. 1986). Die Variation der Absolutwerte der Reliabilität sind insgesamt nur schwer zu intepretieren, denn die Reliabilität von Skalen hängt in hohem Maße von dem Ausmaß der Trainiertheit der Beurteiler ab. So sind lediglich Unterschiede in den Ausprägungen der Reliabilitätskoeffizient,die vom selben Untersucherkollektiv erhoben wurden, sinnvoll interpretierbar. Die relativen Unterschiede in den Absolutwerten der Reliabilitätskoeffizienten zwischen den 3 Schweregradskalen können durch verschiedene Ursachen bedingt sein:

a. Durch die unterschiedliche Länge der Skalen (HAMD, 17 Items, MADRS, 10 Items, BRMS, 11 Items): nach einem psychometrischen Lehrsatz wächst mit der Anzahl der Items auch die Reliabilität einer Skala, wenn die Items homogen sind; die Homogenität von Items vorausgesetzt, ist damit für die HAMD die höchste Reliabilität zu erwarten. Dies ist jedoch nicht der Fall, da die HAMD eine sehr heterogene Skala ist.

b. Unterschiede in der Anzahl der Kategorien für die Items der Skalen: die Anzahl der Antwortkategorien kann die Reliabilität der Skala beeinflußen (5 Kategorien für jedes Item der BRMS, 7 Kategorien für die Items der MADRS, 3 bis 5 Kategorien für die Items der HAMD); eine höhere Anzahl von Kategorien für die Einzelitems läßt eine niedrigere Reliabilität erwarten: so hat Miller (1956) festgestellt, daß bei mehr als 5 Antwortkategorien für die Einzelitems das Unterscheidungsvermögen des Beurteilers überfordert ist, wodurch die Reliabilität reduziert wird. Dieser Faktor ist für die geringe Reliabilität der MADRS mitverantwortlich.

Auch die Untersuchungssituation beeinflußt den Absolutwert des Reliabilitätskoeffizienten. Werden die beiden Beurteilungen in 2 getrennten Sitzungen erhoben (Test-Retest-Reliabiltät), so liegt im Vergleich zur Joint-rating-Situation eine zusätzliche Varianzquelle vor: die Informationsvarianz. Daher ist zu erwarten, daß die Test-Retest-Reliabilität niedriger ausfällt als die Joint-rater-Reliabilität. Für alle 3 Untersuchungsskalen können solche Differenzen jedoch nicht festgestellt werden.

Daher ist die Informationsvarianz für alle untersuchten Skalen kein ausgeprägter Störfaktor. Diese Beobachtung ist ein Argument für die Robustheit von Schweregradskalen. Eine andere mögliche Quelle für niedrigere Reliabilitätskoeffizienten von Globalsummenscores sind Items mit niedriger Reliabilität. Allerdings konnten weder für die MADRS noch für die BRMS Items gefunden werden, deren Übereinstimmung lediglich zufallsbedingt ist.

Insgesamt favorisiert die Untersuchung zur Reliabilität der Schweregradskalen die BRMS. Die wesentlichen Gründe hierfür sind die ausgeprägte Homogenität dieser Skala und die detaillierte Beschreibung der Items und der einzelnen Kategorien für jedes Item.

6.2.2 Interne Konstruktvalidität

Schweregradskalen werden durch die Bildung von Summenscores ausgewertet; der Summenscore gilt als Indikator für die Intensität der depressiven Symptomatik. Die Summierbarkeit von Itemscores zu einem Summenscore ist nur dann sinnvoll, wenn bestimmt Voraussetzungen erfüllt sind. Die Items sollten sich auf dieselbe, zu beurteilende Qualität beziehen; entsprechend ist zu fordern, daß die Items möglichst homogen sind. Ebenso ist zu fordern, daß die Skala in allen Teilstichproben dieselbe Qualität (Intensität der depressiven Symptomatik) mißt, denn widrigenfalls kann das Verhältnis der Skalenwerte zweier Patienten nicht als Indikator für Unterschiede des Schweregrads der depressiven Symptomatik interpetiert werden; diese Bedingung ist gleichbedeutend mit der Übertragbarkeit einer Skala von einer Teilstichprobe auf die andere. Beide Forderungen werden in dem Rasch-Modell formalisiert. Die Anpasung an das Rasch-Modell ist damit ein wesentlicher Indikator für die Validität von Schweregradskalen.

Lediglich die BRMS-Skala zeigt eine ausreichende Verträglichkeit mit dem Rasch-Modell. Die mangelnde Übereinstimmung der HAMD mit dem Rasch-Modell ist bereits in früheren Studien gezeigt worden (Bech et al. 1981; Maier und Philipp, 1985a). Zweifel an einer hinlänglichen internen Konstruktvalidität der MADRS wurden auch von Allerup (1986) geäußert.

6.2.3 Inhaltliche und externe Validität

Ein Indikator für die inhaltliche Validität einer Depressionsskala ist, wie vollständig die Kernsymptomatik depressiver Syndrome durch die Items einer Skala abgedeckt wird. Sowohl die MADRS als auch die BRMS konzentrieren sich auf die Kernsymptomatik depressiver Syndrome; beide Skalen berücksichtigen die mit depressiven Syndromen lediglich assoziierten Symptome (wie hypochondrische Beschwerden, mangelnde Krankheitseinsicht, Zwangssymptome) in deutlich geringerem Umfang als die HAMD. Gleichwohl unterscheiden sich die von der MADRS und BRMS abgedeckten Symptomkomplexe. Die BRMS verleiht der psychomotorischen Hemmung ein großes Gewicht (vier Items nehmen darauf Bezug); die MADRS gewichtet dagegen das depressive Ausdrucksverhalten stark (2 Items beziehen sich auf die depressive Stimmung und ein weiteres Item auf das Gefühl der Gefühllosigkeit). Welche der beiden Lösungen eine höhere Validität verbürgt, können lediglich empirische Analysen zeigen.

Alle 3 untersuchten Skalen zeigen befriedigende Korrelationen mit anderen Instrumenten zur Beurteilung des Schweregrads der depressiven Symptomatik (AMDP, CPRS, ACNP) und mit der Globalbeurteilung auf der RDS-Skala; einige Items der der HAMD sind nicht mit dem Schweregrad der depressiven Symptomatik (RDS) assoziiert. Die Skalen BRMS und MADRS, die die Kernsymptomatik depressiver Syndrome höher werten, weisen eine höhere Korrelation mit anderen Indikatoren des Schweregrads depressiver Symptomatik auf. Ein weiterer Vorteil der BRMS und MADRS ist, daß die Sensitivität für unterschiedliche Stufen der Intensität depressiver Syndrome annähernd gleich ist. Diese erwünschte Eigenschaft hat die HAMD nicht.

Die mangelnde inhaltliche Homogenität der HAMD zeigt sich auch bei der differenziellen Validität: die Differenzierungsfähigkeit dieser Skala zwischen depressiven Zuständen und Angstzuständen ist nicht ausreichend; dagegen differenzieren die BRMS und die MADRS hinlänglich gut zwischen beiden psychopathologichen Qualitäten.

6.2.4 Änderungssensitivität

In Abwesenheit von biologischen Indikatoren für das Ansprechen depressiver Syndrome auf antidepressive Medikation ist es notwendig, auf psychopathologische Indikatoren für Veränderungen des Schweregrads der depressiven Symptomatik unter antidepressiver Therapie zurückzugreifen. Diese Indikatoren wurden in doppelter Weise erfaßt: durch eine direkte und durch eine indirekte Änderungsmessung. Beide Verlaufsindikatoren sind am höchsten mit dem Globalsummenscore der BRMS assoziiert; die ungünstigste Assoziation findet sich für die MADRS. Die Analyse auf Itemebene ergab, daß 8 von 21 Items in der HAMD, 2 von zehn Items in der MADRS und eines von 11 Items in der BRMS nur sehr niedrige Korrelationen mit dem globalbeurteilten Änderungsscore während der Therapiephase aufweisen. Die hohe Zahl von insensitiven Items in der HAMD und die niedrige Anzahl von insensitiven Items in der BRMS kann die ausgeprägtere Änderungssensitivität der BRMS teilweise erklären. Andererseits sind, trotz der relativ geringen Änderungssensitivität des Globalsummenscores der MADRS, nur 2 der MADRS-Item insensitiv . Die Überlegenheit der BRMS über die MADRS ist daher am ehesten dadurch zu erklären, daß der von den BRMS-Items abgedeckte psychopathologische Symptomenbereich besser die depressive Symptomatik repräsentiert, die von behandelnden Ärzten für relevant gehalten wird.

Insgesamt ergibt sich das Resümee, daß die BRMS der beste Indikator für den Schweregrad einer depressiven Symptomatik darstellt: die Kriterien der Reliabilität, der internen Konstruktvalidität und der Änderungssensitivität belegen gleichermaßen die Überlegenheit der BRMS gegenüber den beiden anderen Vergleichsskalen.

7 Abschließende Diskussion zur Reliabilität und Validität der Schweregradbeurteilung

In Übereinstimmung mit anderen Untersuchungen (Bech et al. 1976, 1981, Maier und Philipp, 1985a, Cichetti und Prusoff, 1982, Rehm und O'Hara, 1984) belegen die vorgelegten Untersuchungen Mängel in der Reliabilität und Validität der gängigen Versionen der Hamilton-Depressionsskala (21-Item-Version und 17-Item-Version). Insbesondere die unzureichende interne Konstruktvalidität belegt, daß der Globalsummenscore dieser Skala in unterschiedlichen Stichproben depressiver Patienten eine unterschiedliche Bedeutung haben kann; so repräsentiert der Globalsummenscore in der Stichprobe von leichteren depressiven Syndromen vorwiegend die mit der depressiven Symptomatik assoziierte körperliche Symptomatik und in der Stichprobe der schwereren depressiven Syndrome vorwiegend die emotionale und psychomotorische Symptomatik. Diese uneinheitliche Bedeutung des Globalsummenscores der HAMD in Abhängigkeit von der untersuchten Patientenstichprobe kann die unterschiedlichen Resultate bei Faktorenanalysen dieser Skala erklären, die bislang publiziert wurden (Maier et al., 1985).

Verantwortlich für die mangelnde interne Konstruktvalidität der HAMD ist die Heterogenität der Items der Skala. Neben einigen Items, die auf die Kernsymptomatik depressiver Syndrome Bezug nehmen, stellt die Mehrzahl der Items Beschwerden dar, die mit der depressiven Kernsymptomatik lediglich lokker assoziiert sind.

Wird der Itempool der HAMD auf 5 oder 6 Items reduziert, die vorwiegend auf die depressive Kernsymptomatik Bezug nehmen, so wird die Validität der HAMD nicht vermindert. Dieses Resultat belegt, daß die Items der Skala, die nicht auf depressive Kernsymptome abheben, kaum zur Validität der HAMD beitragen. Allerdings läßt eine Verkürzung von Skalen erwarten, daß die Reliabilität der Skala sinkt; denn bei Verlängerung einer homogenen Skala steigt die Reliabilität. Die Verkürzung der 21- bzw. 17-Item-Version der HAMD ist jedoch nicht mit einer merklichen Senkung der Reliabilität verbunden. Dieses Ergebnis kann durch die Heterogenität der Items in der HAMD erklärt werden. So kann festgehalten werden, daß die 17- bzw. 21-Item-Version der Hamilton-Depressionsskala zumindest eine unökonomische Skala ist; eine Verkürzung auf 5 oder 6 Items ist ohne Einbußen an Reliabilität und Validität möglich.

Dieses Ergebnis läßt eine Steigerung der Reliabilität und Validität durch Depressionsskalen erwarten, die homogen sind und zwischen zehn und 20 Items haben. Die BRMS und die MADRS sind solche Skalen. Insbesondere die BRMS erfüllt diese Erwartungen: sie ist in allen Aspekten der Reliabilität und der Validität den verschiedenen Versionen der Hamilton-Depressionsskala überlegen. Sie ist insbesondere änderungssensitiver und kann besser zwischen depressiver und ängstlicher Symptomatik unterschieden. Von der BRMS kann daher eine sensitivere und spezifischere Messung antidepressiver Therapieeffekte erwartet werden.

Die BRMS ist auch valider als die MADRS. Diesem Ergebnis entspricht die höhere interne Konstruktvalidität der BRMS. Ein Nachteil der MADRS besteht außerdem in der Vielzahl (d. h. n = 7) der Ausprägungskategorien für die einzelnen Items; damit wird eine Reduktion der Reliabilität und eine Verminderung der Homogenität der Skala verursacht.

Die vorgelegte Untersuchung hat Implikationen für alle Gebiete, in denen die Beurteilung des Schweregrads depressiver Syndromen notwendig ist. Insbesondere bei der Beurteilung von antidepressiven Therapieeffekten in Evaluationsstudien ist es notwendig, von der Verbesserung der Reliabilität und Validität der Schweregradbeurteilung durch die BRMS Gebrauch zu machen. Es wird allerdings auch in Zukunft notwendig sein, die HAMD in solchen Untersuchungen zu verwenden; denn diese Skala ist in nahezu allen bisherigen Studien verwendet worden und kann damit als Vergleichsmaßstab zu früheren Studien gelten.

Die Untersuchungen zur Validität von Schweregradskalen für depressive Syndrome haben einen entscheidenden Mangel: es sind keine externen Validierungskriterien verfügbar, die unabhängig von der psychopathologischen Beurteilung sind; weder für die Ausprägung der depressiven Querschnittssymptomatik noch für die Veränderung der depressiven Symptomatik während der antidepressiven Therapie sind allgemein akzeptierte biologische Indikatoren verfügbar. Eine weitere Verbesserung der Validität der Schweregradbeurteilung depressiver Syndrome erfordert die Erarbeitung von externen Indikatoren des Schweregrads der Depression. Kandidaten für solche Indikatoren sind das Monitoring der motorischen Aktivität oder die Registrierung der Sprechaktivität sowie Schlafableitungen. Mit diesen Methoden können zumindest einzelne Items von Schweregradskalen auf ihre Validität geprüft werden.

Trotz dieser Mängel kann aus der gegenwärtigen Untersuchung der Schluß gezogen werden, daß die Items von Schweregradskalen ausführlich und präzise definiert werden sollten und für jede Kategorie eines Items eine eigene Charakterisierung vorgenommen werden muß; während die HAMD diesen Grundsatz nur teilweise befolgt, kann die BRMS als die elaborierteste Depressionsskala gelten. Daneben ist es notwendig, auf die Anzahl der für die einzelnen Items angegebenen Antwortkategorien zu achten; während 5 Antwortkategorien pro Item in der BRMS eine voll befriedigende Reliabilität und Validität sichern, reduziert die Anzahl von 7 Antwortkategorien pro Item in der MADRS deren Reliabilität und Validität. Eine Konzentrierung des Itempools von Depressionsskalen auf die depressive Kernsymptomatik trägt zur Erhöhung der Validität bei; einerseits wird damit die interne Konstruktvalidität gesichert, andererseits kann auf diese Weise die differentielle Validität verbessert werden (u. a. gegenüber die Angstsymptomatik). Die Differenzierung zwischen antidepressiven und anxiolytischen Therapieeffekten kann damit verbessert werden.

TEIL C

Zusammenfassung der Untersuchungen zur Klassifikation und Schweregradbeurteilung depressiver Syndrome

Die Entwicklung und die Bewertung (Validierung) von Diagnosesystemen und Schweregradbeurteilungen depressiver Syndrome sind mit dem Problem der unbekannten Ätiologie und Pathophysiologie depressiver Syndrome konfrontiert. Daher müssen Beurteilungssysteme zur Diagnosestellung und Schweregradmessung weitgehend auf psychopathologische Merkmale gestützt werden; die Validierung dieser Beurteilungssysteme muß sich auf indirekte Indikatoren (Validierungskriterien) der Ätiologie und der Intensität des zugrunde liegenden Krankheitsprozesses stützen. Klassifikationssysteme und Schweregradskalen für depressive Syndrome beziehen sich gleichermaßen auf psychopathologische Querschnittssymptome (von Vorverlaufscharakteristika bei einer Minderheit von Diagnosesystemen depressiver Syndrome abgesehen). Entsprechend ihrem unterrschiedlichen Verwendungszweck setzen Klassifikationssysteme und Schweregradskalen jedoch einen unterschiedlichen Zeitrahmen voraus (episodenbezogene bzw. aktuelle Symptomatik) und orientieren sich an unterschiedlichen Validierungskriterien. Die Prädiktion des Therapieansprechens und des Langzeitverlaufs sowie das Ausmaß der familiären Belastung sind die allgemein akzeptierten Validierungskriterien für Diagnosesysteme. Die Auswahl von Validierungskriterien von Schweregradskalen ist problematischer: Korrelationsuntersuchungen mit globalen psychopathologischen Beurteilungssystemen, die klassischerweise das leitende Validierungskriterium darstellen, reichen nicht aus; in der vorgelegten Arbeit wird neben der internen Konstruktvalidität die Änderungssensitivität und die inhaltliche Validität als die entscheidenden Kriterien angesehen. Während für die Prüfung der internen Konstruktvalidität gut abgesicherte psychometrische Modelle zur Verfügung stehen (insbesondere das Rasch-Modell), sind für die beiden anderen Validierungskriterien keine Indikatoren zur verfügbar, die sich nicht auf eine psychopathologische Beurteilung der Querschnittssymptomatik beziehen würden.

Zahlreiche Subtypisierungen, zahlreiche operationalisierte Definitionssysteme und zahlreiche Schweregradskalen sind für depressive Syndrome vorgeschlagen worden. Für die Mehrzahl dieser Beurteilungsinstrumente liegen Validierungs-

untersuchungen zu einzelnen Validierungskriterien bereits vor. Bei der Mehrzahl dieser Beurteilungssysteme sind jedoch nicht für alle relevanten Kriterien Validierungsuntersuchungen durchgeführt worden. Außerdem mangelt es in der Literatur an vergleichenden Validierungsuntersuchungen, die die Gesamtheit der konkurrierenden Klassifikationssysteme und Schweregradskalen in Betracht ziehen. Die vorliegende Arbeit unternimmt für alle vorgeschlagenen operationalisierten Methoden zur Subtypisierung und Schweregradbeurteilung depressiver Syndrome eine vergleichende Validitätsprüfung. Dabei werden Untersuchungen zu sämtlichen der genannten Validierungskriterien durchgeführt. Da die Validität eines Beurteilungssystems stets eine hinreichende Reliabilität zur Voraussetzung hat, wurden Reliabilitätsuntersuchungen vorgeschaltet.
Die Hauptergebnisse der Reliabilitätsstudien sind:

1. Bei Verwendung des strukturierten Interviews PODI können für die überwiegende Mehrheit der Klassifikationssysteme für endogene Depressionen die diagnostischen Beurteilungen mit hinreichender Reliabilität (Kappa > .70) durchgeführt werden. Eine Ausnahme bildet lediglich die DSM III-Kategorie der ""major depression" mit Melancholie"; der Grund für die geringere Reliabilität dieser diagnostischen Beurteilung liegt in dem diagnostischen Algorithmus: die insgesamt geringe Reliabilität der diagnostischen Einzelkriterien führt dazu, daß obligate Einzelsymptome mit geringer Reliabilität zur Feststellung der Diagnose notwendig sind. Die Reliabilität von mehreren diagnostischen Einzelkriterien war gleichwohl nicht signifikant höher als die zufallsbedingte Übereinstimmung.
2. Eine diagnostische Beurteilung, die mit ausreichender Reliabilität erfolgen soll, erfordert die Kontrolle der Informationsvarianz mittels strukturierter Interviews; werden diese nicht verwendet und werden lediglich Checklisten mit diagnostischen Kriterien angewandt, so sinkt die durchschnittliche Reliabilität der Diagnosestellungen nach den verschiedenen Klassifikationssystemen für endogene Depression merklich.
3. Der Reliabilitätskoeffizient (Joint-rater- und Test-Retest-Reliabilität) für die untersuchten Schweregradskalen lag ohne Verwendung strukturierter Interviews bei circa .70 oder höher (Kappa-Wert); diese Feststellung gilt für alle untersuchten Beurteilungssysteme für den Schweregrad (Hamilton-Depressionsskalen und ihre Subskalen, Montgomery-Asberg-Depressionsskala, Bech-Rafaelsen-Melancholieskala). Die Verwendung von strukturierten Interviews zur Schweregradbeurteilung ist nicht angezeigt, da sich aufgrund der vorliegenden Untersuchung kein merklicher Unterschied zwischen der Test-Retest- und der Joint-rater-Reliabilität findet. Die Reliabilität von einzelnen Items in den Skalen ist teilweise nicht größer als die zufallsbedingte

Übereinstimmung. Trotzdem kann durch die Summation von Items die Reliabilität der Skala (Globalsummenscore) gesichert werden.
4. Die Ergebnisse der Reliabilitätsuntersuchungen belegen, daß die nachfolgenden Validierungsuntersuchungen für die verschiedenen einzelnen Klassifikationssysteme und Schweregradskalen interpretierbar sind; lediglich für die diagnostische Kategorie von MDE mit Melancholie nach DSM-III ergeben sich Interpretationsschwierigkeiten, da die Reliabilität dieser Diagnosestellung auch bei Verwendung eines strukturierten Interviews sehr niedrig war.

Die vergleichenden Validierungsuntersuchungen bei Klassifikationssystemen werden durch mehrere methodische Probleme erschwert:

1. Die vergleichende Wertung erfordert die Durchführung zahlreicher statistischer Tests, so daß das Problem des multiplen Testens entsteht.
2. Verschiedene Klassifikationssysteme ergeben für unterschiedliche Validierungskriterien keine einheitlichen Ergebnisse.

Diese Probleme wurden durch eine Unterteilung der untersuchten Validierungskriterien in vor- und nachrangige sowie durch die Verwendung eines globalen Validierungsbegriffs umgangen. Als valide gelten nach diesem Validierungsbegriff Klassifikationssysteme, bei denen eine überzufällige Häufung signifikant positiver Ergebnisse bei den vorrangigen Validierungskriterien resultierte. Die kriteriumsspezifische Validität wird dagegen jenen Diagnosesystemen zuerkannt, die für ein Validierungskriterium unter Beachtung des Problems des multiplen Testens ein signifikantes Ergebnis zeigen.
Die Hauptergebnisse der Validierungsuntersuchungen waren:

1. Lediglich die Subtypisierung "primäre vs. sekundäre "major depression"" ist global valide.
2. Kein Diagnosesystem zeigt für keines der untersuchten Validierungskriterien eine kriterienspezifische Validität nach Adjustierung des Fehlers 1. Art nach Bonferroni.
3. Fünf von elf untersuchten Diagnosesystemen für endogene Depression prädizierten auf dem Signifikanzniveau von $p = .05$ ein günstiges Ansprechen auf eine Monotherapie mit trizyklischen Antidepressiva; keines der untersuchten Diagnosesysteme für endogene Depression prädizierte die Dauer des episodenfreien Intervalls und 3 von 12 Diagnosesystemen für endogene Depression waren mit dem gehäuften Auftreten einer "major depression" bei den Familienangehörigen ersten Grades der untersuchten Patienten assozi-

iert. Die Newcastle-Skala II war als einzige unter den Diagnosesystemen für endogene Depression bei der Mehrzahl der untersuchten Validierungskriterien valide.

4. Vor allem bei Patienten mit zirkadianen Störungen und einer kürzer als 2 Jahre bestehenden depressiven Episode konnte ein günstiges Ansprechen auf trizyklische Antidepressiva beobachtet werden. Eine vermehrte familiäre Häufung mit affektiven Erkrankungen fand sich vor allem bei Patienten mit einer abnormen Qualität der depressiven Verstimmung und mit Morgentief sowie bei Patienten mit plötzlich auftretenden und relativ kurz dauernden depressiven Episoden.

   Gemessen an den untersuchten Validierungskriterien sind also vor allem zirkadiane Störungen und die Dauer der Episoden die validesten Einzelkriterien. Die untersuchten Diagnosesysteme für endogene Depression beinhalten aber in der Regel keine vorverlaufsbezogenen Items (mit Ausnahme der Newcastle-Skalen und der Bech-Skala II); zirkadiane Störungen haben in den operationalisierten Diagnosesystemen keinen höheren Stellenwert als andere Charakteristika der endogenomorphen Querschnittssymptomatik. Beide Gesichtspunkte begründen die relativ geringe Validität der Diagnosesysteme für endogene Depression.

5. Die situative Auslösung depressiver Episoden und das Vorhandensein anderer Charakteristika neurotischer Depressionen (Bech-Skala II) waren mit einem vermehrten Auftreten von Alkoholismus in den Familien der Patienten assoziiert. Reaktive Depressionen zeigten außerdem eine erhöhte familiäre Belastung mit depressiven Störungen. Bezüglich der Prädiktion des Therapieerfolges unter trizyklischen Antidepressiva und bezüglich des Langzeitverlaufs waren beide diagnostischen Differenzierungen jedoch nicht valide.

6. Wiederkehrende depressive Episoden ("major depression") waren mit einer tendenziellen Erhöhung des familiären Risikos für "major depression" assoziiert. Außerdem prädizierten frühere depressive Episoden eine kürzere Dauer des episodenfreien Intervalls. Dieser Subtyp depressiver Syndrome bedarf einer weiteren Untersuchung seiner Validität.

7. Depressionen mit Panikattacken waren durch einen relativ ungünstigen Langzeitverlauf (längere Dauer der Indexepisode, kürzere Dauer des episodenfreien Intervalls) und durch ein erhöhtes relatives familiäres Risiko - besonders für Alkoholismus - charakterisiert. Die in der Yale Family Study für diese diagnostische Gruppe gefundene hochsignifikant erhöhte familiäre Belastung mit "major depression" konnte nicht repliziert werden; vielmehr wirkte sich die Komorbidität zwischen Angst und Depression nur diskret auf die familiäre Belastung mit "major depression" aus. Trotzdem deuten unsere Ergebnisse auf die Validität des Komorbiditätskonzepts hin.

176

8. Die am häufigsten verwendete Schweregradskala die Hamilton-Depressions-Skala - wies deutliche Validitätsmängel auf. Sie war insbesondere nicht hinreichend sensitiv für die Differenzierung zwischen Angst und Depression; außerdem war die interne und die inhaltliche Validität unzureichend.
9. Drei Subskalen der Hamilton-Depressionsskala, die sich auf 6 bzw. 5 Symptome aus dem Kernbereich der Depression stützen, waren valider als die Langversionen der Hamilton-Depressionsskala; sie waren insbesondere bezüglich der internen Validität überlegen. Andererseits waren sie nahezu ebenso reliabel wie die Langversionen dieser Skala. Diese Ergebnisse belegen, daß die Hamilton-Depressionsskala mit 17 bzw. 21 Items zumindest eine unökonomische Skala ist.
10. Die Bech-Rafaelsen-Melancholieskala war reliabler und nach allen untersuchten Kriterien valider als die Hamilton-Depressionsskala und die Montgomery-Asberg-Depressionsskala. Allerdings war weder die Änderungssensitivität noch die interne Validität optimal.

Die wesentlichen Konsequenzen dieser Ergebnisse sind:

a) Bei der Subtypisierung depressiver Syndrome versprechen Vorverlaufscharakteristika eine höhere Validität als Querschnittssymptome; Klassifikationssysteme legen auf Verlaufscharakteristika aber nur wenig Gewicht.
b) Verschiedene endogenomorphe Einzelsymptome der Depression verhalten sich unter einzelnen Validierungskriterien gegenläufig; es ist daher angebracht, bei der Prüfung der Validität von Subtypen (Syndrome) depressiver Störungen auch diagnostische Einzelkriterien (Symptome) bezüglich ihrer prädiktiven Valenz zu untersuchen.
c) Die Schweregradmessung der depressiven Symptomatik mit der Hamilton-Depressionsskala kann durch eine zusätzliche Verwendung der Bech-Rafaelsen-Melancholieskala verbessert werden, allerdings bedarf auch diese Skala zur Optimierung ihrer Validität einer Überarbeitung, um die Validität der Schweregradmessung zu optimieren.

Literatur

Abou-Sahel MT, Coppen A (1983) Classification of depression and response to antidepressive therapies. Br J Psychiatry 143: 601 - 603

Abrams R, Taylor MA (1974) Unipolar and bipolar depressive illness. Arch Gen Psychiatry 30: 320 - 321

Abrams R, Taylor MA, Gaztanaga P (1974) Manic-depressive illness and paranoid schizophrenia. A phenomenological, family history and treatment-response study. I. Arch Gen Psychiatry 31, 640 - 642

Abt K (1987) Descriptive data analysis: a concept between confirmatory and exploratory data analysis. Methods Inf Med 26, 77 - 88

Akiskal HS, Walker P, Pluzantian VR, King D, Rosenthal RL, Dranon M (1983) Bipolar outcome in the course of depressive illness. J Affective Disord 5: 115-128

Allerup P (1986) Statistical analysis of MADRS - a rating scale. The Danish Institute für Educational Research

Allgulander C, Fisher LD (1986) Survival analysis (or time to an event analysis), and the Cox regression model - methods for longitudinal psychiatric research. Acta Psychiatr Scand 74: 529 - 535

AMDP (Arbeitsgemeinschaft für Methodik und Dokumentation in der Psychiatrie) (Hrs) (1981) Das AMDP-System, Manual zur Dokumentation psychiatrischer Befunde. 4. korrigierte und erweiterte Aufl. Springer, Berlin Heidelberg New York

American Psychiatric Association (APA) (1980) Diagnostic and statistical manual of mental disorders, (DSM-III). APA, Washington

American Psychiatric Association (APA) (1985) DSM-III-R in progress (5/10/85). Work group to revise DSM-III

American Psychiatric Association (APA) (1985) Task force on the use of laboratory tests in psychiatry. Triclyclic sntidepressants - blood level measurements and clinical outcome: an APA task force report. Am J Pschiatry 142: 155 - 16

American Psychiatric Association (APA) (1987) DSM-III-R. APA, Washington

Andersen EB (1972) Conditional inferences and models for measuring. Mental-hygiejnisk Forlag, Copenhagen

Andersen EB (1973) A goodness of fit test for the Rasch model. Psychometrika 38: 123 - 140

Anderson JA, Phillips PR (1981) Regression, discrimination and measurement models for ordered categorical variable. App Statistics 30: 22 - 31

Andreasen NC, Winokur G (1979) Secondary depression: Familial, clinical, and research perspectives Am J Psychiatry 136: 62 - 66

Andreasen NC, Grove WM (1982) The classification of depression: traditional versus mathematical approaches. Am J Psychiatry 139: 45 - 52

Andreasen NC, McDonald-Scott P, Grove WM, Keller MB, Shapiro RW, Hirschfeld RMA (1982) Assessment of reliability in multicenter collaborative research with a videotape approach. Am J Psychiatry 139: 876 - 882

Andreasen NC, Rice J, Endicott J, Reich Th, Coryell W (1986) The family history approach to diagnosis. Arch Gen Psychiatry 43: 421 - 429

Andreasen NC, Schaftner W, Reich Th, Hirschfeld R, Endicott J, Keller MB (1986) The validiation of the concept of endogenous depression: A family study approach. Arch Gen Psychiatry 43: 246 - 251

Andreasen NC, Grove WM, Coryell WH, Endicott J, Clayton PJ (1988) Bipolar versus unipolar and primary versus secondary affective disorder: which diagnosis takes precedence? J Affective Disord 15: 69 - 80

Angst J, Perris C (1968) Zur Nosologie endogener Depressionen. Vergleich der Ergebnisse zweier Untersuchungen. Arch Psychiatry Neurol 210: 373 - 386

Angst J (1980) Verlauf unipolar depressiver, bipolar manisch-depressiver und schizoaffektiver Erkrankungen und Psychosen. Ergebnisse einer prospektiven Studie. Fortschr Neurol Psychiatr 48: 3 - 30

Angst J (1987) Verlauf der affektiven Psychosen. In: Psychiatrie der Gegenwart, Bd. 5. Springer, Berlin Heidelberg New York Tokyo, S 115-133

Aversen JN, Schmitz TH (1970) Robust procedures for variance component problems using jackknife. Biometrics 26: 677 - 686

Bartko JJ, Carpenter HT (1976) On the methods and theory of reliability. J Nerv Ment Dis 163: 307 - 317

Bech P, Rafaelsen OJ (1980) The use of rating scales exemplified by a comparison of the Hamilton and the Bech-Rafaelsen melancholia scale. Acta Psychiatr Scand 62 (Suppl 285): 128 - 131

Bech P (1981) Rating scales for affective disorders: their validity and consistency. Act Psychiatr Scand 64 (Suppl 295): 1 - 101

Bech P, Allerup P, Gram L, Reisby N, Rosenberg R, Jacobsen D, Nagy A (1981) The Hamilton rating scale: evaluation of objectivity using logistic models. Acta Psychiatr Scand 63: 290 - 299

Bech P, Gjerris A, Andersen J, Bojholm S, Kramp P, Bowlig TG, Kastrup M, Clemmesen L, Rafaelsen OJ (1983) The melancholia and the newcastle scales, item-combinations and interobserver-reliability. Br J Psychiatr 143: 58-63

Bech P, Gjerris A, Andersen J, Bojholm S, Kramp P, Bolwig TG, Kastrup M, Aemmensen L, Rafaelsen OJ (1983) Rating scales for affective disorders: their validity and consistency. Acta Psychiatr Scand 64 (Suppl 295): 1 - 101

Bech P, Allerup A (1986) A categorical approach to depression by a three-dimensional-system. Psychopathology 19: 327 - 339

Bech P, Kastrup M, Rafaelsen OJ (1986) Minicompendium of rating scales for anxiety, depression, mania, schizophrenia with corresponding DSM-III syndromes. Acta Psychiatr Scand 73 (Suppl 326): 1 - 39

Benkert O, Hippius H (1986) Psychiatrische Pharmakotherapie. 4. Aufl. Springer, Heidelberg New York Tokyo

Berger M, Klein H E (1984) Der Dexamethason-Suppressions-Test: Ein biologischer Marker der endogenen Depression? Eur Arch Psychiatr Neurol Sci 234: 137 - 146

Berner P, Gabriel E, Katschnig H, Kieffer W, Koehler K, Lenz G, Simhandl C (1983) Diagnostic criteria for schizophrenic and affective psychoses. Am Psychiatr

Berner P, Katschnig H (1983) Principles of multiaxial classifikation in psychiatry as a basis of modern methodology. In: Helgason T. Methods in evaluation of psychiatric treatment. Cambridge University Press, Cambridge

Bielski RR, Friedel RO (1976) Predictions of tricyclic antidepressant response: A critical review. Arch Gen Psychiat 33: 1479 - 1489

Breier A, Charney DS, Heninger GR (1985) The diagnostic validity of anxiety disorders and their relationship to depressive illness. Am J Psychiatry 142/7: 787 - 797

Brown GW, Nibhrolchain M, Harris TO (1979) Psychotic and neurotic depression. J Affective Disord 1: 195-211

Brown GW, Harris T (1978) The social origins of depression. London: Tavistock, London

Brown RP, Frances A, Koscis J, Mann J (1982) Psychotic versus nonpsychotic depression comparison of treatment response. J Nerv Ment Dis 70: 635 - 637

Buchsbaum MS, Haier RJ (1983) Psychopathology: biological approaches. Ann Rev Psychol 34: 401 - 430

Carney MWP, Roth M, Garside RF (1965) The diagnosis of depressive syndromes and the prediction of ETC response. Br J Psychiatry 111: 659 - 674

Cantor N, Smith EE, French R, Mezzich J (1980) Psychiatric diagnosis as prototype categorization. J Abnorm Psychol 89: 181 - 193

Carney MWP, Roth M, Garside R (1965) The diagnosis of depressive syndromes and the prediction of ECT response. Br J Psychiatry 111: 659 - 674

Carney MWP, Reynolds EH, Sheffield BF (1987) Prediction of outcome in depressive illness by the Newcastle diagnosis scale: its relationship with the unipolar/bipolar and the DSM-III systems. Br J Psychiatry 150: 43 - 48

Carpenter LL, Kupfer DJ, Frank E (1986) Is diurnal variation a meaningful symptom in unipolar depression? J Affective Disord 11: 255 - 264

Ceroni GB, Neri C, Pezzoli A (1984) Chronicity in "major depression": a naturalistic study. J Affective Disord 7: 123 - 132

Charney DS, Nelson JC (1981) Delusional and nondelusional unipolar depression: Further evidence for distinct subtypes. Am J Psychiatry 138: 328

Cicchetti DV, Prussoff BA (1983) Reliability of depression and associated clinical symptoms. Arch Gen Psychiatry 40: 987 - 990

Conrad K (1959) Das Problem der nosologischen Einheit in der Psychiatrie. Nervenarzt 30: 488 - 494

Copeland JRM (1984) Reactive and endogenous depressive illness and five-year outcome. J Affective Disord 6: 153 - 162

Copolov DL, Rubin RT, Mander AJ, Sashidharan SP, Whitehouse AM, Blackburn IM, Freeman CP, Blackwood DHR (1986) DSM-III-melancholia: do the criteria accurately and reliably distinguish endogenous pattern depression? J Affective Disord 10: 191 - 202

Coryell W, Endicott J, Keller M, Andreasen N C (1984) Phenomenology and family history in DSM-III psychotic depression J Affective Disord 9: 13 - 18

Coryell W, Zimmerman M (1984) Outcome following ECT for primary unipolar depression: a test of newly proposed response predictors Am J Psychiatry 141: 862 - 867

Coryell W, Noyes R, Clancy J (1983) Panic disorder and primary unipolar depression. J Affective Disord 5: 311-317

Coryell W, Zimmerman M, Pfohl B (1985) Short-term prognosis in primary and secondary "major depression". J Affect Disord 9: 265 - 270

Coryell W, Turner R (1985) Outcome with desimipramine therapy in subtypes of nonpsychotic "major depression". J Affective Disord 9: 149 - 154

Coryell W, Endicott J, Andreasen NC, Keller MB, Clayton PJ, Hirschfeld RMA, Scheftner WA, Winokur G (1988) Depression and panic attacks: the significance of overlap as reflected in follow-up and family study data. Am J Psychiatry 145: 293 - 300

Davidson J, Turnbull C (1983) Isocarboxazid: efficacy and tolerance. J. Affective Disord 5: 183 - 189

Davidson J, Pelton S (1986) Forms of atypical depression and their response to antidepressant drugs. Psychiatry Research 17: 87 - 95

Davidson JRT, McLeod MN, Kurland AA, White AL (1977) Antidepressant drug treatment in psychotic depression. Br J Psychiatry 131: 493 - 496

Davidson J, Turnbull DC, Mitter RD (1980) A comparison of inpatients with primary unipolar depression and depression secondary to anxiety. Act Psychiatr Scand 61: 377 - 386

Davidson J, Weiss J, Sullivan J, Turnbull C, Linnoila M (1981) A placebo controlled evaluation of isocarboxazid in outpatients. In: Youdim MBH, Paykel E. (eds) Monoamine oxidase inhibitors: the State of the art New York, J Wiley, pp 114 - 115

Davidson J, Turnbull C, Strickland R, Belyea M (1984) Comparative diagnostic criteria for melancholia and endogenous depression. Arch Gen Psychiatry 41: 506 - 511

Davidson J, Turnbull C, Strickland R, Miller R, Graves K (1986) The Montgomery-Asberg-depression-scale: reliability and validity. Acta Psychiat Scand 73: 544 - 548

Davidson J, Giller EL, Zisook S, Overall JE (1988) An efficacy study of isocarboxazid and placebo in depression, and it's relationship to depressive nosology. Arch Gen Psychiatry 45: 120 - 127

Dunn OJ, Clark V (1971) Comparisons of tests of the equality of dependent correlation coefficients. J Am Statist Ass 66: 904 - 911

Endicott J, Spitzer RL (1979) Use of the research diagnostic criteria and the schedule for affective disorders and schizophrenia to study affective disorders. Am J of Psychiatry 136: 52 - 56

Endicott J, Fyer A, Mannuzza S, Klein DF, Spitzer R (1985) Schedule of affective disorders and schizophrenia - lifetime version for anxiety disorder studies (SADS-LA). New York State Psychiatric Institute, New York

Endicott J, Nee J, Coryell W, Keller M, Andreasen NC, Croughan J (1986) Schizoaffective, psychotic, and nonpsychotic depression: Differential familial association. Compr Psychiatry Vol. 27/1: 1 - 13

Englund SA, Klein DN (1990) The genetics of neurotic-reactive depression: a reanalysis of Shapiro's (1970) twin study using diagnostic criteria. J Affective Disord 18: 247 - 252

Essen-Möller E, Hagnell O (1961) The frequency and risk of depression within a rural population in Scania. Acta Psychiatry Scand 162: 28 - 32

Eysenck H J (1970) The classification of depressive illnesses. Br J Psychiatry 117: 241 - 250

Falret JP (1851) De la folie circulaire ou forme de maladie mentale characterisée par l'alternative réguliére de la manie et de la mélancholie. Bull Acad Natl Med (Paris) 19:382-384

Feighner JP, Robins E, Guze SB, Woodruff RA, Winokur G, Munoz R (1972) Diagnostic criteria for use in psychiatric research. Arch Gen Psychiatry 26: 57 - 63

Feinberg M, Corroll BJ (1982) Separation of subtypes of depression using discriminant analysis. I. Separation of unipolar endogenous depression from nonendogenous depression. Br J Psychiatry 140: 384 - 391

Fischer G (1974) Einführung in die Theorie psychologischer Tests. Grundlagen und Anwendungen. Huber, Bern Stuttgart Wien

Frangos E, Athanassenas G, Tsitourides S, Psilolignos P, Katsaonou N (1983) Psychotic depressive disorder. J Affective Disord 5: 259-265

Gastpar M (1983) The ICD-9 and the SADD-criteria for depression. Acta Psychiat Scand Suppl 310: 31 - 41

Gershon ES, Hamovit J, Guroff JJ et al. (1982) A family study of schizoaffective, bipolar I, bipolar II, unipolar, and normal control probands. Arch Gen Psychiatry 39: 1157 - 1167

Gibbons RD, Clark DC, v.Ammon Cavanaugh St, Davis JM (1985) Application of modern psychometric theory in psychiatry research. J Psychiatry Res 19: 43 - 55

Gillespie RD (1929) The clinical differentiation of types of depression. Guy's Hosp Rep 9: 306 - 344

Glass RM (1985) Situational and neurotic-reactive depression Arch Gen Psychiatry 42:1126-1127

Glassmann AH, Kantor S, Shostak M (1975) Depression, delusion and drug response. Am J Psychiatry 132: 716 - 719

Glassmann AH, Perel JM, Shostak M, Kantor SJ, Fleiss JL (1977) Clinical implications of imipramine plasma levels for depressive illness. Arch Gen Psychiatry 34: 197 - 204

Glassmann AH, Roose SP (1981) Delusional depression - a distinct clinical entity? Arch Gen Psychiatry 38: 424 - 427

Grove WM, Andreasen NC (1982) Simultaneous test of many hypotheses in exploratory research. J Nerv Ment Dis 170: 3 - 8

Grove WM, Andreasen NC, Winokur G, Clayton PJ, Endicott J, Coryell WH (1987) Primary and secondary affective disorders: unipolar patients compared on familial aggregation. Compr Psychiatry 28/2: 113 - 126

Grunhaus L (1985) Simultaneous panic and depressive disorders. Am J Psychiatry 142: 1230 - 1231

Gurney C (1971) Diagnostic scales for affective disorders. Proceedings of the Fifth World Congress of Psychiatry, Mexico City, p 330

Häfner H (1983) Allgemeine und spezielle Krankheitsbegriffe in der Psychiatrie. Nervenarzt 54: 231 - 238

Hamilton M (1960) A rating scale for depression J Neurosurg Psychiatry 23: 56 - 62

Hamilton M (1967) Development of a depression scale for primary depressive illness. Br J Social Clin Psychol 6: 276 - 296

Hedlund IL, Vieweg BH (1979) The Hamilton rating scale for depression: a comprehensive review. J Operational Psychiatry 10: 149 - 165

Helmchen H (1980) Multiaxial systems of classifikation. Types of axes. Acta Psychiatr Scand 61: 43 - 55

Helmchen H, Gaebel W (1987) Strategies of clinical research on neurobiological determinants of psychosis. Psychiatr Dev 4: 51 - 62

Helms PM, Smith RE (1983) Recurrent psychotic depression. J Affective Disord 5: 51-54

Hirschfeld RMA (1981) Situational depression: validity of the concept. Br J Psychiatry 139: 297 - 305

Hirschfeld RMA, Klerman GL, Andreasen NC, Clayton PJ, Keller MB (1985) Situational major depressive disorder. Arch Gen Psychiatry 42: 1109 - 1114

Howarth BG, Grace MGA (1985) Depression, drug, and delusion. Arch Gen Psychiatry 42: 1145 - 114

Joyce PR, Paykel ES (1989) Predictors of drug response in depression. Arch Gen Psychiatry 46: 89 - 99

Kalbfleisch JD, Prentice RL (1980) The statistical analysis of failure time data. Wiley, New York

Katschnig H, Egger-Zeidner E (1985) Psychosocial predictors of chronicity in depression. In: Pichot P, Berner P, Wolf R, Than K (eds) Psychiatry. The stand of the art, vol. 1. Plenum Press, New York

Katschnig H, Seelig P (1985) The polydiagnostic approach in research on depression. In: Pichot P, Berner P, Wolf R, Than K (eds) Psychiatry. The stand of the art, vol. 1. Plenum Press, New York

Katschnig H, Simhandl C (1986) New developments in the classification and diagnosis of functional mental disorders. Psychopathology 19, 219 - 235

Kay DWK, Garside RF, Roy JR, Beamish P (1969) Endogenous and neurotic syndromes of depression: A factor analytic study of 104 cases. Clinical features. Br J Psychiatry 115, 377 - 388

Kearns NP, Cruickshank CA, McGuigan K, Rilag SA, Shaw SP, Snaith RP (1982) A comparison of depression rating scales. Br J Psychiatry 141, 45 - 49

Keller MB, Lavori PW, Friedman B et al. (1987) The longitudinal interval follow-up evaluation. Arch Gen Psychiatry 44, 540 - 548

Keller MB, Shapiro RW (1981) Major depressive disorder initial results from a one-year prospective naturalistic follow-up study. J Nerv Ment Dis 169/12:

Keller MB, Shapiro RW, Lavori PW, Wolfe N (1982) Relapse in major depressive disorder. Arch Gen Psychiatry 39, 911 - 915

Keller MB, Shapiro RW (1982) "Double depression": superimposition of acute depressive episodes on chronic depressive disorders. Am J Psychiatry 139, 438 - 442

Kendell RE, Cooper JE, Gourlay AJ, Copeland JRM, Sharpe L, Gurland BJ (1971) Diagnostic criteria of American and British psychiatrists. Arch Gen Psychiatry 25: 123 - 130

Kendell RE (1976) The classification of depressions - a review of contemporary confusion. Br J Psychiatry 129: 15 - 28

Kendell RE (1982) The choice of diagnostic criteria for biological research. Arch Gen Psychiatry 39: 1334 - 1339

Klein DF (1974) Endogenomorphic depression. Arch Gen Psychiatry 31: 447 - 454

Klein DF, Gittelmann R, Quitkin F, Rifkin A (Hrsg) (1980) Diagnosis and drug treatment of psychiatric disorders: adults and children, 2nd edn Williams & Wilkins, Baltimore

Klerman GL (1983) The significance of DSM-III in american psychiatry. In: Spitzer RL, Williams JB, Skodol AE (eds) International Perspectives on DSM-III. American Psychiatric Press

Klerman GL, Endicott J, Spitzer R, Hirschfeld RMA (1979) Neurotic depressions: a systematic analysis of multiple criteria and meanings. Am J Psychiat 136: 57 - 61

Kocsis HH, Hanin H, Bowden CH, Brunswick D (1986) Imipramine and amitriptyline plasma concentrations and clinical response in "major depression". Br J Psychiatry 148: 52 - 57

Kraemer HC (1980) Extensions of the kappa coefficient. Biometrics 36: 207 - 217

Kraepelin E (1889) Psychiatrie. Ein Lehrbuch für Studierende und Ärzte. 3. Aufl. Barth, Leipzig

Krag-Sorensen P, Hansen CE, Asberg M(1973) Plasma levels of mortriptyline in the treatment of endogenous depression. Acta Psychiatr Scand 49: 444 - 456

Lavori PHW, Keller MB, Klerman GL (1984) Relapse in affective disorders: a reanalysis of the literature using life table methods. J Psychiatr Res 18/1: 13-25

Leboyer M, Maier W, Lichtermann D, Teherani M, D'Amato T, Franke P, Lepine JP, Minges J, McGuffin P (1991) The reliability of the SADS-LA in family study setting. Eur Arch Psychiatry 241:165-169

Leckman JF, Sholomskas D, Thompson WD, Belanger A, Weissman MM (1982) Best estimate of lifetime psychiatric diagnosis. Arch Gen Psychiatry 39: 879 - 883

Leckman JF, Weissman MM, Merikangas KR, Pauls DL, Prusoff A (1983) Panic disorder and "major depression". Arch Gen Psychiatry 40: 1055 - 1060

Leckman JF, Weissman MM, Prusoff BA, Caruso KA, Merikangas KR, Pauls DL, Kidd KK (1984a) Subtypes of depression - family study perspective. Arch Gen Psychiatry 41: 833 - 838

Leckman JF, Caruso KA, Prusoff BA, Weissman MM, Merikangas KR, Pauls DL (1984b) Appetite disturbance and excessive guilt in "major depression". Arch Gen Psychiatry 41: 839 - 844

Lee AS, Murray RM (1988) The long-term outcome of Maudsley depressives. Br J Psychiatry 153: 741 - 751

Leonhard K (1980) Aufteilung der endogenen Psychosen. Akademie-Verlag, Berlin

Liebowitz MR, Klein DF, Quitkin FM, Stewart JW, McGrath PJ (1985) Clinical implications of diagnostic subtypes of depression. In: Post RM, Ballenger JC (eds) Neurobiology of Mood Disorders, Chapter 7. Williams & Wilkins, Baltimore

Lipman RS (1982) Differentiating anxiety and depression in anxiety disorders: use of rating scales. Psychopharma Bull 18: 69 - 82

Luria RE, Berry R (1979) Reliability and descriptive validity of PSE syndromes. Arch Gen Psychiatry 36: 1187 - 1195

Maier W, Buller R (1988) The course of panic attacks and agoraphobia. Arch Gen Psychiatry 45: 509

Maier W, Philipp M (1985 a) Comparative analysis of observer depression scales. Acta Psychiat Scand 72: 239 - 245

Maier W, Philipp M (1985 b) Improving the assessment of severity of depressive states: a reduction of the Hamilton depression scale. Pharmacopsychiatry 18: 114 - 115

Maier W, Philipp M (1986 a) Construct validity of the DSM-III and RDC classification of melancholia (endogenous depression). J Psychiatry Res 20: 289 - 299

Maier W, Philipp M (1986 b) A polydiagnostic scale for dimensional classification of endogenous depression. Derivation and validation. Acta Psychiatr Scand 73: 112 - 121

Maier W, Philipp M, Gerken A (1985) Dimensionen der Hamilton-Depressionsskala (HAMD). Eur Arch Psychiat Neurol Sci 234: 417 - 422

Maier W, Philipp M, Buller R, Benkert O (1986) Sources of diagreement between clinical (ICD-9) and operational classification of endogenous depression. J Affective Disord 11: 235 - 243

Maier W, Philipp M, Buller R (1987 a) The value of structured clinical interviews. Arch Gen Psychiatry:

Maier W, Philipp M, Buller R, Schlegel S (1987 b) Reliability and validity of the Newcastle-scales in relation to ICD-9 classification. Acta Psychiatr Scand 76: 619 - 627

Maier W, Heuser I, Philipp M, Schlegel S, Benkert O (1987) Diagnostic determinants of the short-term spontaneous course of "major depression" (letter). Psychiatry Res:

Maier W, Hallmayer J, Lichtermann D, Klingler T (1991) The impact of the endogenous subtype on the familial aggregation of unipolar depression. Eur Arch Psychiatry

Mannuzza S, Fyer AJ, Endicott J, Klein D (1985 a) Family informant schedule and criteria (FISC). Anxiety Disorders Clinic, New York State Psychiatry Institute, New York

Mannuzza S, Endicott J, Fyer A, Klein DF (1985 b) Family history schedule for anxiety disorder studies .New York State Psychiatric Institute, New York

McGuffin P, Katz R, Aldrich J, Bebbington P (1988) The Camberwell collaborative depression study. II. Investigation of family members. Br J Psychiatry 152: 76 - 774

McGuffin P, Katz R (1986) Nature, nuture and affective disorder. In: Deakin JF (ed) The biology of depression: Royal College of Psychiatrists, Gaskell Press, London

Miller GA (1956) The magical number seven, plus and minus two. Psychol Rev 63: 81 - 97

Möller HJ, Piree S, Zerssen D von (1978) Psychiatrische Klassifikation. Nervenarzt 49: 445 - 455

Möller HJ, Zerssen D von (1983) Psychopathometrische Verfahren: II. Standardisierte Beurteilungsverfahren. Nervenarzt 54: 1 - 16

Montgomery SA, Asberg M (1979) A new depression scale designed to be sensitive to change. Br J Psychiatry 134: 382 - 389

Nelson JC, Charney DS (1981) The symptoms of major depressive illness. Am J Psychiatry 138: 1 - 13

Nelson JC, Mazure C, Quinlan DM, Zatlow PI (1984) Drug-responsive symptoms in melancholia. Arch Gen Psychiatry 41: 663 - 668

Nelson WH, Khan A, Orr JR (1984) Delusional depression - phenomenology, neuroendocrine function, and tricyclic antidepressant response. J Affective Disord 6: 297 - 306

Nunally S (1972) Psychometric theory, 2nd edn. McGraw Hill, New York

Perris C (1968) The course of depressive psychoses. Acta Psychiatr Scand 44: 238 - 248

Perris C, Perris H, Ericsson U, Knorring L von (1982) The genetics of depression. A family study of unipolar and neurotic-reactive depressed patients 232:137-156

Perris C (1986) Rating of depression with a subscale of the CPRS In: Sartorius N, Ban THA (eds) Assessment of depression. Springer Berlin, Heidelberg New York Tokyo, pp 90-107

Petermann F (1978) Veränderungsmessung. Kohlhammer, Stuttgart

Philipp M, Maier W (1985) Operational diagnoses of endogenous depression: I. Comparison with clinical diagnosis. Pharmacopsychiatry 18: 112 - 113

Philipp M, Maier W (1986 b) The polydiagnostic interview: a structured clinical interview for polydiagnostic classification of psychiatric patients. Psychopathology 19: 175 - 185

Philipp M, Maier W (1987) Diagnosensysteme endogener Depressionen. Springer, Berlin Heidelberg New York Tokyo

Philipp M, Maier W (1988) Psychopathologische Prädiktion des ambulanten Doxepin-Response. Ein Replikationsversuch. Nervenarzt 59: 482 - 487

Philipp M, Beck V, Scherhag R, Glocke M, Schmidt R (1986 a) Biological and psychopathological prediction of response to doxepine in depressive outpatients. Pharmacopsychiatry 19: 262 - 263

Philipp M, Maier W, Holsboer F (1986) Psychopathological correlates of plasma cortisol after dexamethasone: a polydiagnostic approach. Psychoneuroendocrinology 11: 499 - 507

Pope HG, Lipinski JF (1978) Diagnosis in schizophrenia and manic-depressive illness. Arch Gen Psychiatry 35: 811 - 828

v. Praag H, Kahn RS, Asnis GM, Wetzler S, Brown SL, Bleich A, Korn ML, (1987) Denosologization of biological psychiatry or the specificity of S-HT disturbances in psychiatric disorders. J Affective Disord 13: 1 - 8

Price RA, Kidd KK, Weissman MM (1987) Early onset (under age 30 years) and panic disorder as markers for etiologic homogeneity in "major depression". Arch Gen Psychiatry 44: 434 - 440

Prusoff BA, Weissman MM, Klerman GL, Rounsaville BJ (1980) Research diagnostic criteria subtypes of depression. Arch Gen Psychiatry 37: 796 - 801

Quitkin FM, Rabkin JG, Ross D, Stewart JW (1984) Identification of true drug response. Arch Gen Psychiatry 41: 782 - 786

Rao VAR, Coppen A (1979) Classification of depression and response to amitriptyline therapy. Psychol Med 9: 321 - 325

Rehm LP, O'Hara MW (1985) Item characteristics of the Hamilton rating scale for depression. J Psychiatr Res 19: 31 - 42

Reveley AM, Reveley MA (1981) The distinction of primary and secondary affective disorders. J Affective Disord 3: 273-279

Riskind JH, Beck AT, Brown G, Steer RA (1987) Taking the measure of anxiety and depression. Validity of the reconstructed Hamilton scales. J Nerv Ment Dis 175: 474 - 479

Robins LN, Helzer JE, Croughan I, Ratcliff KS (1981) The NIMH dagnostic interview schedule: its history, characteristics and validity. Arch Gen Psychiatry 38: 381 - 389

Robinson DG, Spiker DG (1985) Delusional depression - a one year follow-up. J Affective Disord 9: 79 - 83

Roth M (1978) The classification of affective disorders. Pharmakopsychiatry 11: 27 - 42

Roth M, Gurney C, Mountjoy C (1983) The Newcastle rating-scales. Acta Psych Scand 68 (Suppl 310):42 - 54

Roy A, Breier A, Doran AR, Pickar D (1985) Life events in depression - relationship to subtypes. J Affective Disord 9: 143 - 148

Shapiro RW, Keller MB (1981) Initial 6-month follow-up of patients with major depressive disorder. J Affective Disord 3: 205-220

Schneider K (1976) Klinische Psychopathologie. 11. AufL Stuttgart, Thieme

Schwartz MA, Wiggins OP (1987) Diagnosis and ideal types: a contribution to psychiatric classification. Compr Psychiatry 28/4:231-243

Smeraldi E, Negri F, Melica AM (1977) A genetic study of affective disorders Acta psychiat. scand. 56:, 382 - 398

Spiker DG, Weiss JC, Dealy RS, Griffin SJ, Hanin I, Neil JF, Perel JM, Rossi AJ, Soloff PH (1986) Pharmacological treatment of delusional depression. Am J Psychiatry 142: 430 - 436

Spitzer RL, Endicott J, Fleiss L (1976) The global assessment scale. A procedure for measuring overall severity of psychiatric disturbances. Arch Gen Psychiatry 33: 766 - 771

Spitzer RL, Endicott J, Fyer AJ, Mannuzza S, Klein DF (1985) Schedule for affective disorders and schizophrenia - lifetime version. (modified for the study of anxiety disorders) SADS-LA. Anxiety Disorders Clinic, New York State Psychiatric Institut, New York

Spitzer RL, Endicott J, Robins E (1978) Research diagnostic criteria for a selected group of functional disorders. New York, 3rd edn

Spitzer RL, Endicott J, Gibbon M (1979) Crossing the border into borderline personality and borderline schizophrenia. Arch Gen Psychiatry 36: 17 - 24

Spitzer RL, Forman JBW, Nee J (1979) DSM-III Field-trials: I. Initial interrater diagnostic reliability. Am J Psychiatry 136: 815

Spitzer RL, Williams JBW (1984) Structured clinical interview for DSM-III (SCID 5/11/84). Biometric Research Department, New York State Psychiatric Institute.

Stancer HC, Persad E, Jorna T, Flood C, Wagener DK (1984) The occurence of secondary affective disorder in an inpatient population with severe and recurrent affective disorder. Br J Psychiatry 144: 630 - 635

Stenstedt Å. (1952) A study in manic-depressive psychosis. Clinical social and genetic investigation. Acta Psychiatr Neurol Scand (Suppl 79): 1 - 111

Stewart JW, Quitkin F, Fyer A, Rifkin A, McGrath P, Liebowitz M, Rosnick L, Klein DF (1980) Efficacy of desimipramine in endogenomorphically depressed patients. J Affective Disord 2: 165 - 176

Stewart JW, Quitkin FM, Liebkowitz MR, McGrath PJ, Harrison WM, Klein DF (1983) Efficacy of desimipramine in depressed outpatients. Arch Gen Psychiatry 40: 202 - 207

Taylor MA, Abrams R, Hayman MA (1980) The classification of affective disorders - a reassessment of the bipolar-unipolar dichotomy. J Affective Disord 2: 95-109

Taylor MA, Redfield J, Abrahms R (1981) Neurophysiological dysfunction in schizophrenia and affective disease. Biol Psychiatry 16: 467 - 478

Thase ME, Hersen M, Bellack AS, Himmelhoch JM, Kuplar DJ (1983) Validation of a Hamilton subscale for endogenomorphic depression. J Affective Disord 5: 267 - 278

Tyrer PJ, Lee I, Edwards JG, Steinberg B, Elliott EJ, Nightingale JH (1980) Prognostic factors determining response to antidepressant drugs in psychiatric outpatients and general practice. J Affective Disord 2: 149-156

Tyrer P, Alexander J, Remington M, Riley P (1987) Relationship between neurotic symptoms and neurotic diagnosis: A longitudinal study. J Affective Disord 13: 13 - 21

Vlissides DN, Jenner FA (1982) The response of endogenously and reactively depressed patients to electroconvulsive therapy. Br J Psychiatry 141: 239 - 242

Weissman MM, Myers JK (1978) Affective disorders in a US urban community: the use of research diagnostic criteria in an epidemiological survey. Arch Gen Psychiatry 35: 1304 - 1311

Weissman MM, Kidd KK, Prusoff BA (1982) Variability in rates of affective disorders in relatives of depressed and normal probands. Arch Gen Psychiatry 39: 1397 - 1403

Weissman MM, Prusoff VA, Merikangas KR (1984) Is delusional depression related to bipolar disorder? Am J Psychiatry 141: 892 - 893

Weissman MM, Gershon ES, Kidd KK et al. (1984) Psychiatric disorders in the relatives of probands with affective disorders. Arch Gen Psychiatry 41: 13 - 21

Weissman MM, Merikangas KR, Wickramaratne P, Kidd KK, Prussoff PA, Leckmann JF, Pauls DL (1986) Understanding the clinical heterogeneity of "major depression" using family data. Arch Gen Psychiatry 43: 430 - 434

Weissman MM, Wickramaratne P, Merikangas KR, et al. (1984) Onset of "major depression" in early adulthood. Arch Gen Psychiatry 41: 1136 - 1143

Widiger TA, Frances A (1985) The DSM-III personality disorders. Arch Gen Psychiatry 42: 615 - 62

Williams JBW (1988) A structured interview guide for the Hamilton depression rating scale. Arch Gen Psychiatry 45: 742 - 747

Wing JK, Cooper JE, Sartorius N (1974) Description and classification of psychiatric symptoms. Cambridge University Press, London

Winokur G, Clayton PJ, Reich T (1969) Manic depressive illness. Mosby St Louis

Winokur G (1984) Psychosis in bipolar and unipolar affective illness with special reference to schizoaffective disorder. Br J Psychiatry 145: 236 - 242

Winokur G (1985) The validity of neurotic-reactive depression - new data and reappraisal. Arch Gen Psychiatry 42: 1116 - 1122

Winokur G, Black DW, Nasrallah A (1988) Depressions secondary to other psychiatric disorders and medical illnesses. Am J Psychiatry, 145/2: 233 - 237

Woggon B (1986) AMDP-III in the assessment of depression. In: Sartorius N, Ban THA (eds) Assessment of depression. Springer, Berlin Heidelberg New York Tokyo, pp 83-89

Woodruff RA, Guze SB, Clayton PJ (1971) Unipolar and bipolar primary affective disorder. Br J Psychiatry 119: 33 - 38

Zerbin-Rüdin E (1987) Genetik. In: Kisker KP, Lauter H, Meyer JE, Müller C, Strömgren E (Hrsg) Psychiatrie der Gegenwart, 3. Aufl., Bd V Affektive Psychosen. Springer ,Berlin Heidelberg New York Tokyo

Zimmerman M, Coryell W, Pfohl B (1985) The categorical and dimensional models of endogenous depression. J Affective Disord 9: 181 - 186

Zimmerman M, Coryell W, Pfohl B (1985) The treatment validity of DSM-III melancholic subtyping. Psychiatry Res 16: 37 - 43

Zimmerman M, Coryell W, Pfohl B, Stangl D (1986) The validity of four definitions of endogenous depression. II. clinical, demographic, familial, and psychosocial correlates. Arch Gen Psychiatry 43: 234 - 244

Zimmerman M, Coryell W, Pfohl B (1986) Melancholic subtyping: a qualitative or quantitative distinction? Am J Psychiatry 143: 98 - 100

Zimmerman M, Coryell WH, Black DW (1990) Variability in the application of contemporary diagnostic criteria: endogenous depression as an example. Am J Psychiatry 147: 1173 - 1179

Springer-Verlag und Umwelt

Als internationaler wissenschaftlicher Verlag sind wir uns unserer besonderen Verpflichtung der Umwelt gegenüber bewußt und beziehen umweltorientierte Grundsätze in Unternehmensentscheidungen mit ein.

Von unseren Geschäftspartnern (Druckereien, Papierfabriken, Verpackungsherstellern usw.) verlangen wir, daß sie sowohl beim Herstellungsprozeß selbst als auch beim Einsatz der zur Verwendung kommenden Materialien ökologische Gesichtspunkte berücksichtigen.

Das für dieses Buch verwendete Papier ist aus chlorfrei bzw. chlorarm hergestelltem Zellstoff gefertigt und im pH-Wert neutral.